THERIA[illegible]

D'ANDROMACHVS

Par

Moyse Charas

A PARIS Chez Oliuier de V[illegible]

HISTOIRE
NATVRELLE
DES ANIMAVX, DES PLANTES, & des Mineraux qui entrent dans la Composition de la Theriaque d'Andromachus.

DISPENSEE ET ACHEVEE Publiquement à Paris, par MOYSE CHARAS, *l'vn des Apoticaires de Monseigneur le Duc d'Orleans Frere unique du Roy.*

AVEC LES REFORMATIONS & les Observations de l'Auteur, tant sur l'Election, & sur la Préparation, que sur le dernier Melange de tous les Ingrediens de cette grande Composition.

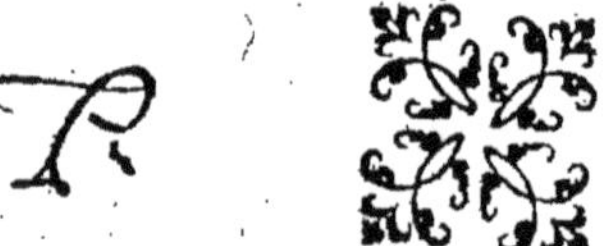

A PARIS,

Chez OLIVIER DE VARENNES, au Palais, en la Gallerie des Prisonniers, au Vase d'or.

M. DC. LXVIII.

Avec Privilege du Roy.

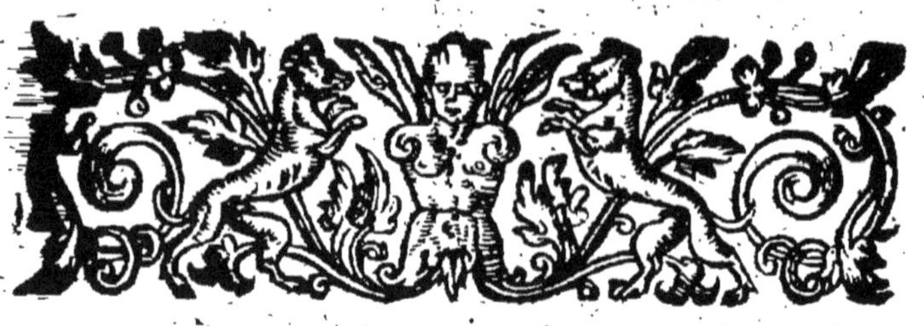

A MONSIEVR,
MONSIEVR
ESPRIT
CONSEILLER DV ROY
en ſes Conſeils d'Eſtat & Privé, premier Medecin de Monſeigneur le Duc d'Orleans, & de Madame la Ducheſſe.

ONSIEVR,

La grace que vous m'avez faite de me procurer l'honneur d'eſtre du nombre des Apoticaires de Monſeigneur fils de France, Frére unique du Roy, & la bonté que vous avez eüe de me protéger depuis ce temps-là, m'ont engagé à employer mes ſoins pour tâcher de m'en rendre digne, & de pouvoir mériter l'approbation qu'il vous a plû de me donner. I'aurois crû, MONSIEVR, eſtre ennemy de la vertu, ſi ayant le bonheur d'eſtre ſous voſtre direction, & pouvant eſtre éclairé de ces grandes lumiéres, qui vous ont aquis l'eſtime où vous eſtes parmy les Sçavans, & qui vous ont élevé à l'une des premiéres charges de la Médecine, que vous poſſédez avec tant de réputation, je n'avois eſſayé d'en dérober quelque rayon, pour m'en ſervir à penetrer les plus obſcures difficultez, qui ſe rencontrent dans la Pharmacie. Ce ſont les raiſons, MONSIEVR, que j'ay eües de m'attacher avec plus d'application, à tout ce qui concerne ma profeſſion; Et ſi la foibleſſe de mon eſprit n'a pas donné aſſez de lieu à la fin que je m'eſtois propoſée, qui eſtoit d'y faire quelque progrés vtile au public, j'auray du moins la ſatisfaction de vous avoir offert le fruit de mes eſtudes & de mes veilles, & de faire voir le jour à ce petit ouvrage, ſous vn nom auſſi illuſtre que le voſtre. I'ay receu tant d'autres faveurs de vous, MONSIEVR, que j'oſe eſpérer que vous n'aurez pas deſagreable que je prenne cette liberté, & que vous ne refuſerez pas cette nouvelle grace, à celuy qui deſire ſi paſſionément de vous témoigner la reconnoißance qu'il a de tous vos bienfaits, & qui veut estre toute sa vie avec vn profond respect.

MONSIEVR,

Vostre tres-humble & tres-obeïssant serviteur,
M. CHARAS.

PREFACE.

LA Dispensation de la Theriaque d'Andromachus, que j'ay exposée au commencement de cette année, durant plus de trois semaines, à la veuë & à la censure du public, m'ayant procuré l'avantage d'estre visité de beaucoup de Medecins & d'Apoticaires, & de plusieurs personnes curieuses & sçavantes, a aussi donné lieu à diverses conferences que j'ay euës sur les choses les plus importantes de cette dispensation, & mesme m'a fait naître de petites contestations, avec quelques-uns de ceux de ma Profession, qui se trouvoient plus attachez que moy aux anciennes traditions. Toutes ces circonstances m'ont insensiblement engagé à mettre la plume à la main, pour deduire les raisons qui m'ont porté à reformer en quelque chose la preparation generale & particuliere de ce celebre Antidote, à laquelle, durant dix-ſept ou dix-huit ſiecles, aucun Docteur n'avoit voulu toucher. Ce n'eſt pas que je me veüille vanter d'eſtre le premier qui ait découvert des manquemens dans la preparation de cette Theriaque ; Car le docte & experimenté Zvvelfer luy a déja donné d'aſſez vives atteintes, & a avancé des raiſons trop pertinentes pour en craindre le dementir ; Et j'apprens meſme que pluſieurs Apoticaires commencent d'en profiter dans leurs diſpenſations. Pour moy, j'avoüe que j'en ay non ſeulement profité, mais je tâche tous les jours d'y encherir, & de les fortifier de mes raiſons, & de mes anciennes & nouvelles experiences, qu'un continuel attachement à la Pharmacie a pû me faire découvrir, durant l'eſpace de plus de trente ans que j'en exerce la profeſſion. Ie n'ignore pas que pluſieurs Medecins, & meſme quelques Apoticaires, n'ayent fait part au public de fort belles choſes, ſur tout touchant l'election des drogues dont noſtre Theriaque eſt compoſée; Mais comme il leur a eſté permis de dire leurs ſentimens, il ne m'eſt pas deffendu d'écrire les miens, & ceſſant d'écrire pour autruy, je crois devoir écrire pour moy-meſme. Ie n'ay pas voulu imiter ceux, qui faiſans des Traitez ſur la Theriaque, ſe ſont contentez de tranſcrire mot à mot les textes de Dioſcoride, de Mathiole, de Pline, de Theophraſte, de Galien &c. & d'en faire des Chapitres entiers, ſans y ajoûter le plus ſouvent rien du leur, ni donner aucune concluſion ſur quoy que ce ſoit: On reconnoîtra la difference de mon procedé, en ce que je dis fort peu de choſe de la bouche d'autruy, & ne me plais pas à répéter ce qui ſe trouve dans tous les Livres, mais ſeulement à dire mes penſées, laiſſant à un chacun la liberté d'adherer aux ſentimens qui luy ſembleront les plus raiſonnables. Ie ſçay neantmoins qu'il y a de certaines choſes que je ne pouvois pas éviter de dire apres les autres: Car comme l s drogues ſimples, depuis le commencement du monde, n'ont pas changé de nature, leurs marques auſſi ont ſubſiſté, & j'ay bien pû les dire apres les autres, lors qu'ils les ont depeintes au naturel ; N'ayant jamais voulu m'attacher à la lettre, mais ſeulement aux veritez qui m'ont eſté bien connuës, & qui m'ont ſouvent obligé à parler tout autrement que les Auteurs n'ont fait. Au reſte, il ſembleroit que quelques vers latins que j'avois fait à des heures perduës pour décrire principalement les marques de chaque ingredient, me devoient inciter à faire tout ce Traité en la Langue Latine ; mais ſçachant qu'elle n'eſt pas trop familiere à tous les Apoticaires, en faveur deſquels principalement j'eſcris, j'ay jugé me devoir ſervir de la Langue la plus commune dans ce Royaume, afin de faire mieux comprendre ce que des vers latins trop bornez ne pouvoient bien effectuer. Ie pretens donc de décrire tant en vers Latins, qu'en proſe Françoiſe, non ſeulement les meilleures & les plus aſſeurées marques de chaque ingrediēt, mais leur legitime & leur particuliere preparation, de laquelle je ne vois pas que ceux qui ont écrit de la Theriaque ſe ſoient mis beaucoup en peine : Car ce n'eſt pas aſſez au Pharmacien de ſçavoir bien eſlire chaque drogue, mais il faut auſſi qu'il en ſçache la preparation particuliere, avant que de la diſpenſer. Vn certain Medecin a dit fort à propos, qu'aucun ne devoit entreprendre la compoſition de la Theriaque, ſans en avoir veu faire pluſieurs fois la preparation, à d'autres bien experimentez, & ſans avoir acquis une connoiſſance tres-exacte de tous ſes ingrediens : Ie puis dire avec verité, qu'apres avoir aydé meſme durant mon apprentiſſage, à une diſpenſation de Theriaque, que le maître chez qui j'eſtois entreprît & acheva aſſez heureuſement, j'en vis auſſi faire diverſes preparations en parcourant la France ; & ſur tout à Marſeille, à Montpeiller & à Lyon, auſquelles meſme je mis la main ſous des maiſtres bien entendus ; Et qu'ayant eſté enſuite receu maiſtre dans Orange, j'y diſpenſay publiquement par deux fois la Theriaque & une fois le Mithridat, avec quelque approbation; En ſorte que la diſpenſation que je viens de preſenter dans Paris, ne m'a pas esté nouvelle ; Et je puis assûrer, qu'en cette derniere occasion, aussi bien qu'en toutes les autres, j'ay esté aussi soigneux de recouvrer & de bien choisir de belles & de legitimes drogues, que de les bien preparer ; Et de n'y avoir jamais épargné la despense, ni la recherche de tout ce que l'Art me pouvoit fournir de plus accompli, pour m'en bien acquiter. Ie ne puis que je ne reconnoisse que le peu de lumiere que j'ay dans la Chymie, ne m'ait fait découvrir plusieurs fautes commises cy-devant dans cette preparation, & qu'ayant jugé absolument necessaire de les corriger, j'en devois aussi avertir ceux de ma Profession, qui ne sçachans rien de meilleur, n'auroient pas crû manquer, en suivant les regles que les Auteurs ont prescrites. *Præstat serò quàm nunquam sapere*. La matiere Pharmaceutique est assez ample pour s'y pouvoir exercer, & pour y découvrir de nouvelles lumieres : Et comme les esprits s'épurent tous les jours, je suis asseuré que les derniers pouvans profiter des écrits des premiers, auront toûjours de l'avantage sur eux, aussi bien en ceci qu'en toutes les sciences, de mesme qu'en tous les Arts, jusques aux plus mechaniques; *Facile enim est inventis addere*. Ce n'est pas que je pretende de m'élever au dessus de mes Confreres, je les honore trop, pour ne pas desirer d'apprendre d'eux en tout temps, beaucoup de choses qui me peuvent estre cachées, car, *Non omnia possumus omnes*: Et si nous estions tous communicatifs, nous en serions bien plus habiles, & bien plus sçavants, & mesme bien plus propres à départir aux novices les fruits de nos experiences. Nous deschargerions par ce moyen Messieurs les Medecins, du soin d'apprendre une profession qui est au dessous d'eux, & ne les divertirions pas des employs plus serieux & plus relevez qu'ils ont dans la Medecine, pour nous apprendre des choses, qu'ils ne peuvent avoir pratiquées, veu qu'elles ne sont pas à leur bienseance, & qui ne sçauroient estre démontrées bien exactement, que par ceux qui s'y sont exercez toute leur vie, & qui n'ont aucun autre attachement que celuy-là. Ie ſouhaite que ce Traité ſoit receu du public, d'auſſi bon cœur que je le luy preſente, afin que je ſois d'autant plus animé à mettre la derniere main à un ouvrage de plus longue haleine, que j'eſpere de mettre en lumiere dans peu de temps.

CANDIDO
LECTORI
M. CHARAS S. D.

EX quo fœlici depulsus Adamus ab horto,
Et Pomi morsum, mortis Lex dura secuta est;
In miserũ, prolemque ejus natura movetur:
Alma prius quæ mater erat, mox sæva no-
Fit Tellus, hominique parat lethalia mille. [verca
Viscera tabificis reddit vitiosa venenis;
Pestiferos generat succos, Aconita, Cicutam,
Procreat, & diro metuendum Reptile dente;
Cantharidas, Tigrimque, Lupum, rapidũque Leonem,
Nutrit; & assiduo certamine concitat orbem:
Nec desunt flammæ, gladij, tormenta, sagittæ.
Quid plura? Illecebris mollem, fortemque labore
Perdit, & in bilem mutat jucunda palato:
Harmoniamque sui Microcosmi vertere gaudens,
Vexat morborm speciebus mille dolentem.
Dumque malis terretur homo, sub pondere pressus,
Quærit opem, miserensque Deus succurrit egeno:
Et decreta licet maneat sententia mortis,
Sæpius in longum producit tempus, & iræ
Parcens, vivifico sontem medicamine curat:
Quippè quot interitus, voluit totidemque salutis
Esse vias, quas sciret homo vel discere posset.

Candido Lectori.

Auxilij studium, mortis venientis imago
Fecit, & optatas morbis reperire medelas.
Incepit Medicina, Dei manus auxiliatrix,
Laudari, & meritis veneranda scientia dici.
Pluribus apta malis, mox plurima visa fuerunt
Pharmaca; Sed torquens homines farrago malorum,
Fecit multiplices multorum jungere vires.
Phlegmate frigente stomacho, calor hepatis obstans,
Hinc simul obstructo, conjunctum sanguinis ore
Sputum, vel comitans crudelis arena fluorem:
Vel veneris viscosa luës, permixta marasmo:
Sanguinis aut utero jactura, juncta saburra
Pancreatis, splenisve, simul petiere medelas.
Dum varij fines, varium medicamen in usu:
Frigida miscentur calidis, humentia siccis:
Hoc movet, est purgans aliud, somnum parit illud,
Roborat atque aliud, stringens hoc, permeat illud,
Discutit, aut tergit, vomitum dat, carminat, angit,
Consolidat, mollit, siccat, trahit, excitat, urit:
Hoc minùs, & magis illud agit, vel praebet acumen:
Sic quot sunt morbi, tot & optima pharmaca noscens,
Invenit, & miscet Medicus, mistique peritus
Utitur; At quoniam praeceps occasio morbi
Saepius occurrit, mixtum simul atque pathema,
Ad varios morbos, varijs confecta paravit.
Invaluit mos ille, valet, semperque valebit.
Compositis plena, sic surgunt undique libri,
Quos fecit multis multorum junctio formis.
Dumque simul pugnant, vires, substantia, pondus,
Ex horum medio, virtus nova fortior exit.

Ex tot Compositis, dum plurima digna notantur,
Horum Theriacam loca dixero prima tenere:
Cognita quae partim Mithridatis filia vera,
Gaudet ab Andromacho nomen sumpsisse, decusque.

Candido Lectori.

Hic quædam removens, virtutis fortè minoris,
Cætera, iure quidem, corpus servavit ad unum:
Addere sed cupiens aliquid perfectius istis,
Quod posset diros Serpentum vincere morsus,
Vipeream Antidoto carnem pro cardine iunxit:
Conscius ille, feræ virus sub dente latere,
Scivit at optatam residere in carne salutem
Contra eius morsus, Serpentis & omne venenum.
Noluit Andromachus tam multis iungere plura,
Dùm vidit iunctis, toto nil fortius orbe,
Scivit & innumeris hæc posse resistere morbis.
Congeries satis ampla fuit: Nam Lemnia Terra,
Rubraque Chalcitis, Lacuum quoque molle Bitumen,
Cognita si fuerint sola ex Mineralibus apta;
Vipereæ & Carni, iunctos, Animalia, Testes
Fibri, si solos dederint, hæc partibus augent
Plantæ; Nam Succos, Resinas, Gummata, Fungos,
Et Folia, & Flores, cum Cortice, Ligna, Liquores,
Semina, Radices, Baccas, Lacrymasque dederunt.
Ex quibus electis, vires erumpere summas
Cum ratione putes, morbos quoque mille fugari
Posse scias, meritam iungas si sumptibus artem.
Non satis Andromacho fuerat quæcunque notasse
Pharmaca Theriaca, pondus variumque dedisse;
Nam priùs hæc electa, volens ex arte parari,
Misceri que simul, mox apto vase recondi,
Præscripsit, quantùm placuit, tempusque modumque;
Magnæ molis opus certè, dignumque perito.
Plurima sed reticens brevior, quærenda reliquit
Hæc aliis, spinisque fuit via plena reperta.
Ipsa eadem libri, sed non majora recensent;
His fidens, certi capiet nihil, atque vacillans,
In pelago fuerit sine clavo navis ut errans.
Rectiùs & doceat manus huic addicta labori,

Candido Lectori.

Quàm calamus dubiis nodoſa volumina tradens.
Deceptus prior ipſe fui, dum cuncta ſequebar;
Iam gaudebo, meis ſi diſcat ſumptibus alter.
Et, ne futilibus ſordeſcat pagina, tantùm
Dicam quæ longo mihi ſunt comperta labore.
Et quævis facienda manu. Quòd ſi quid amico
Lectori ingratum fuerit, non eſt reus alter
Horum quos feci, fictivos damno colores:
Miror & illorum mentem, quibus ulla loquendi,
Scribendique, fuit nunquàm percepta facultas,
Attamen, alterius calamo, ſibi quærere famam
Sunt auſi, temeréque ſuum producere nomen.
Hos velut opprobrio tectos mala fama ſequetur.
Dùm ſatius, dare pauca meo venientia fonte,
Quàm malè digeſtis aliorum pluribus uti.
Si tamen interdum videas nova, Candide Lector,
Dùm meliora tenens, aliis antiqua relinquo,
Perpendas mea dicta, precor, tibi vana priuſquam
Credantur: ſi recta putes, optata peregi.
Et, ſi fata velint, vigili conceſſa labori,
Quò citiùs, commiſſa Typis, mea plura patebunt.

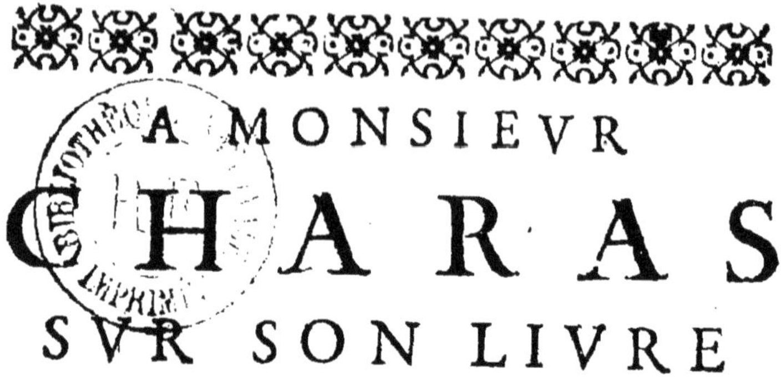

A MONSIEVR CHARAS SVR SON LIVRE DE LA THERIAQVE d'Andromachus.

SONNET.

CHARAS, dont les écrits font voir à tout le monde,
Que de son bel esprit, Apollon t'a fait part ;
Ta doctrine sincere, autant qu'elle est feconde,
Ne témoigne que trop que tu parles sans fart.

Tu montres cõme il faut qu'on élise, & qu'on monde,
Qu'on prepare, & dispense, & qu'on mesle par art,
Si bien que ton travail, quoy que l'envie en gronde,
Sera du plus Critique, admiré tost où tard.

Tu suis, autant qu'il faut, le Sçavant Andromaque,
Lors que tu nous d'écrits sa grande Theriaque,
D'où par tes nouveaux soins les abus sont chassez.

L'on n'y void rien obmis de tout le necessaire,
Tu fais ce que n'a fait aucun Apoticaire,
Ny du siecle present, ny des siecles passez.

I. DV FOVR, C. D. M.

IDEM
AD EVMDEM.
EPIGRAMMA.
Rhythmicum.

DVM Canis Antidotum contra mortale venenum,
Æquas Andromachum mente manuque tuum.
Sis charus CHARAS vrbi, ſis charus & orbi,
Charus ſisque tuis, charior & Medicis.

IDEM
AD EVMDEM,
Comparatio legitima.
DISTICHON.

MAGNVS vt Hippocrates Galeni eſt ore loquutus
Sic loquitur, CHARAS, ore tuo Andromachus.

I. DV FOVR, C. D. M.

DE COMPOSITIONE
THERIACES,
A
DOMINO CHARAS.

PARÆNETICUM.

FRIGIDA qui colitis terræ loca, quique calentem
Sole orbem, & quibus est inter vtrumque locus:
Sunt vicina bonis malà; quin sunt vtraque mixta:
Sunt sua cuique homini, cuique venena loco.
Mortales, itè huc; fert hic Liber, ite, salutem:
Nil vnquam melius Pharmacopœia dabit.
Tu Liber, j potiùs: magis est tibi currere promptum:
Pelle, morare, inhibe; toxica, fata, necem.

IACOBVS L'ESCOT, I. V. D.

D. DOMINO

CHARAS,

PHARMACOPOEO DIGNISSIMO,

In Tractatum de Theriaca, ſecundum Andromachum.

EPIGRAMMA.

Theriacam Andromachi verã (ne, Lector, aberres)
Non alibi quaras, hic jacet Andromachus,
Nomine mutato, redivivus dicitur eſſe
Andromachus, ſimili, mẽte, manuque, CHARAS.
Perge, Vir illuſtris, quæ dudum abſcondita ſervas
Pandere, te populus, te Schola tota rogat.
Fac referant cuncti, viſis quæ docta paraſti,
Pharmacopœi non ſunt talia, ſed Medici.

Apponebat M. IZAACVS LALOÜEL, in Suprema Pariſiorum curia Advoc.

EIDEM.

EPIGRAMMA.

HINC *procul errores*; *En* CHARAS *mente repellit,*
Dum magnæ leges publicat Antidoti.
Barbaries procul hinc; *En* CHARAS *ejicit ore,*
Dum calamo pangit lucidiore librum.
Hinc procul este neces; *En* CHARAS *arte peritus,*
Miſcet, Apollineà, Pharmaca ana, manu.
Elingues, ægri, errantes, ne menda timete,
CHARAS, *ore, manu, menteque gnarus adeſt.*

DVRYER, Doctor in Artibus.

EIDEM.

EPIGRAMMA.

DVM vulgi ſermone loquens, metriſque latinis,
Theriacam Andromachi cum ratione paras.
Dum patribus neglecta notas, abſtruſa recludis,
Et prius ambiguas dirigis arte vias.
Tam benè dicenti, quanti reddentur honores?
Et quantas grates Pharmacopœius aget?

IDEM,

EIDEM.

TRICOLA TETRASTROPHA.

PRISCA, quam noſtro removes ab vſu,
Læſa diversè, Methodus jacebat;
Dum quis, optatis, novus, & peritus,
Author adeſſet.

Artis hoc, aptè, ſpecimen notandum
Suſcipit CHARAS, *animo, manuque,*
Annuit votis, opus & petita
Lege reformat.

Tribuat dignas Medicina laudes,
Inclyta grates, ſtudioſus Artis
Reddat Authori, benedicat ipſi
Totus & orbis.

IACOBVS GENEVESIVS, M. Pharm. Delphin.

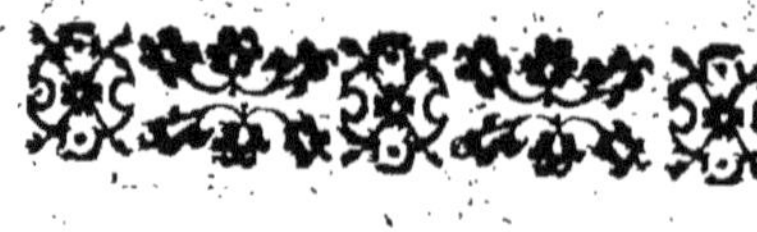

D. DOMINO CHARAS,

Pro sua nova & genüina VIPERARUM PRÆPARATIONE.

EPIGRAMMA.

DAT Medicus primas Galeno, & pictor Apelli,
Adscribit studij nomina tota sui.
Nullus Apelleas est ausus tangere cœptas
Effigies; summam nec posuisse manum.
Nec quisquam Medicûm toties per sæcula lapsos
Galeni errores, noverat ante diem.
Tu Pastillorum, CHARAS, serpentia menda
Corrigis, & pandis. Gloria quanta tibi?

CAROLUS SERON, D. M.

ẽ

DE COMPOSITIONE LEGITIMA THERIACES A DOMINO CHARAS.

ACROSTICHIS PARÆNETICA.

MORTALES, *quibus est diri formido veneni,*
O*ptatum venit auxilium, via tuta salutis*
S*trata patet, cunctos pellens ex mente timores;*
E*n, quæ* THERIACE, *mendis temerata jacebat,*
S*urgit, & antiquis maculis liberata refulget.*
C HARAS *Pharmaciæ decus, & speciosus alumnus,*
H*uic dedit amissas vires, dedit atque parandi*
A*bstractam à vulgo methodum; studiosus ut Artis*
R*espuat errores, & se melioribus addat.*
Æ*ger ades, fugiunt morbi, fugientque venena:*
S*anus &, Authoris tantos laudato labores.*

FITZ GERALD, Sereniss. magnæ Brit. &c. Reginæ, Medicus ordinarius.

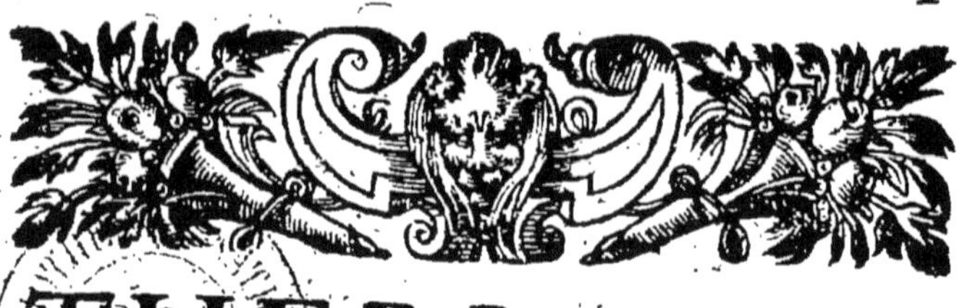

THERIAQVE D'ANDROMACHVS.

DE L'VTILITE' DE LA THERIAQVE.

CHAPITRE I.

Oneis portans Opiata nomen
Regibus quondàm celebrata, nescit
Quicquid oppugnet, sibi comparatam
Perdere famam.

CEVX qui ont experimenté les beaux effets que peut produire la Theriaque, preparée mesmes selon l'ancienne institution, ne s'étonnent pas beaucoup lors qu'ils apprennent que les anciens Empereurs Romains, ont esté presque autant curieux de la faire bien preparer, que du gouvernement de leur Empire, & qu'ils ont tres-volontiers fourni à toute sorte de dépenses, pour faire venir des endroits du monde les plus éloignez, tout autant de dorgues exquises que leurs Medecins en pouvoient desirer, pour la perfection de cet excellent remede. Ils ne s'étonnent pas non plus, de ce que la plus part des Rois & des Princes qui les ont suivis, les ont imité en cela, & de ce que cet Antidote conserve sa reputation depuis tant de siecles, nonobstant mille contradictions, arrivées de temps en temps, & qui se renouvellent encore tous les jours. Mais ceux qui ne sont jamais venus à l'experience, sont d'abord effarouchez d'une si longue liste de drogues, differentes pour la plus part en qualitez, & en vertus, & ne peuvent comprendre, comment pour une seule composition, on a pris non seulement des Animaux & des Mineraux, mais mesmes presque de toutes les parties des Plantes, pour faire du tout un mélange, qui leur semble plûtost un veritable chaôs, qu'un corps bien ordonné. Bien qu'on n'ignore pas que tout ce qu'il y a de beau dans ce monde, est sorti de ce premier & ancien chaôs, & que mesmes on rencontre vne espece de chaôs dans tous les mixtes, puis qu'ils sont composez des quatre Elemens, possedans en eux des qualitez toutes contraires, & toutes opposées les unes aux autres : Et bien qu'il leur soit fort aisé de verifier, que de cette confusion de drogues resulte une vertu toute sublime & toute extraordinaire, & qui ne se rencontroit point dans aucun des ingrediens, avant qu'ils fussent confondus les uns avec les autres. Mais comme ce n'est pas à moy de faire des ordonnances & encore moins de les reformer, je laisseray aux Docteurs la decision de toutes ces contestations, & me contenteray de m'étendre en temps & lieu, sur la connoissance, sur la preparation, & sur la mixtion de tous les ingrediens qui la composent, & communiqueray au Public tout ce que j'ay acquis de meilleur sur ces matieres, qui dependent absolument de ma Profession.

I'oseray bien dire pourtant, que plusieurs de ceux qui declament contre la Theriaque, ne s'attachent qu'à l'écorce, & n'ont jamais eu la curiosité de la bien connoître, ni de la bien examiner. Et je suis asseuré que si tous les Apoticaires qui en entreprennent la composition, estoient fort exacts à n'employer que de belles & de veritables drogues, & s'ils en faisoient toûjours la dispensation, la preparation & le mélange en presence des Medecins & des Apoticaires, & s'ils évitoient de tout leur pouvoir de recourir à des Succedanées, cette composition en seroit bien plus estimée: Et les Medecins ayans beaucoup plus d'occasions de bien connoître & de bien examiner les bonnes drogues qui y entrent, convertiroient aisément l'aversion qu'ils pourroient en avoir conceuë, en un desir d'en sçavoir bien les facultez. Mais pour parler en faveur de la Theriaque, laquelle je suis obligé de soûtenir, Quand j'accorderois à ses adversaires, qu'ils pourroient luy appliquer le vers de la Metamorphose, *Frigida pugnabant calidis, humentia siccis*, & qu'ils pourroient la nommer une confusion de drogues fort differentes en qualitez, & quand j'avoüerois qu'on pouvoit avec beaucoup moins d'ingrediens, composer un remede pour le moins aussi vertueux ; j'ose dire que jusques à ce qu'on en ait inventé quelqu'un sinon meilleur, du moins tout aussi bon, mais plus aisé à preparer que nôtre Theriaque, on ne doit pas interdire l'usage d'un remede, lequel estant artistement & fidelement preparé, produit des effets surprenans, & dont je suis tout à fait convaincu par une infinité d'experiences : Et jusques à ce qu'un nouveau Galien se presente pour en faire une reformation digne de son Auteur, j'estime qu'on en peut fort à propos continüer & la composition & l'usage, & que je pourray en temps & lieu distribüer fort utilement à ceux qui en auront besoin les cent livres de Theriaque que je viens de preparer. J'ajoûte à cela, que si les Apoticaires n'épargnent ni la dépense ni les soins, ils peuvent mesmes en faire la composition plus complete qu'on ne la faisoit autrefois, puisque nous nous pouvons passer presque de tous les Succedanées que les Auteurs se sont mis en peine de rechercher. Et j'asseure que si apres auoir bien choisi tous les ingrediens, on a soin de les bien monder & de conserver à chacun tout ce qu'ils ont de meilleur, en retranchant le pire ou le moins utile, la composition en sera encore plus vertueuse qu'elle n'a jamais esté, & en sera de plus en plus recherchée. Ie dis encore que cette dispensation publique, ne peut produire que de bons effets dans la Pharmacie, parce que celuy qui s'y exercera, aura par ce moyen une connoissance particuliere des principales drogues dont nous nous servons dans nôtre Professsion, & lors qu'il en sçaura bien la preparation & le mélange, il se demélera bien plus aisément de plusieurs autres compositions d'approchante nature. D'ailleurs les drogues estans bien choisies, bien mondées & bien dispensées, forment comme un tapis ou un parterre diversifié de couleurs, d'odeurs & de figures fort agreables, mesmes à ceux qui ne sont pas de la Profeſſion, & leur impriment dans l'eſprit, non ſeulement un ſentiment avantageux pour nôtre Theriaque, mais auſſi elles deſabuſent ceux qui croient que tous les remedes dont ſe ſervent les Apoticaires ſe trouvent dans les jardins.

Cependant je prie fort les Zelateurs des anciennes Traditions, de ne point rebuter quelques nouvelles preparations qu'ils trouveront dans la ſuite de ce Traité, & de vouloir prendre la peine de bien examiner mes raiſons avant que de les condamner. Ie ſupplie auſſi Meſſieurs les Medecins de ne trouver pas mauvais, que ſans entreprendre jamais de changer les ingrediens ni la doſe de leurs ordonnances, je me ſerve du droit que me donne la Pharmacie, ſur l'élection, ſur la preparation, & ſur la mixtion des medicamens, & de vouloir agréer que je prepare de certaines drogues d'une autre façon, mais bien meilleure que celle des Anciens. Car j'eſpere de faire voir qu'on a cy-devant détruit pluſieurs ingrediens de la Theriaque en croyant de les avoir bien preparez; & qu'au contraire en retranchant, comme je feray, le mauvais & le superflu, je conserveray toutes les bonnes parties des drogues dont j'entreprendray la preparation. Ie suis persuadé que tous les Apoticaires qui ne seront pas préoccupez m'imiteront plûtost, que de s'opposer à mes sentimens en des choses qui parlent d'elles-mesmes, & qui ne peuvent estre raisonnablement contestées.

DE L'ORIGINE du nom de la Theriaque.

CHAPITRE. II.

Vipera vera species ferarum
Dum perit priscus Mithridatis vsus
Voce sub græca quod opus paramus
Nomine signant.

LES Anciens ont autrefois donné le nom de Theriaque à plusieurs compositions apres avoir bien éprouvé la vertu qu'elles pouvoient avoir contre les venins; jusques-là qu'ils ont donné le nom de Theriaque a quatre drogues jointes ensemble, & mesmes ils l'ont donné à une seule; car ils ont appellé l'Ail la Theriaque des Pauvres. Et de là il apert, que nous n'aurons pas beaucoup de peine à juger, que les vertus que la Theriaque a pour combatre & pour surmonter toute sorte de venins, luy peuvent avoir acquis en partie ce nom-là. Quelques-uns s'attachans aux mots, ont tiré son nom de θηειον, qui signifie *feram*, c'est a dire une beste farouche, pour denoter, que la Theriaque est propre, non seulement contre le venin de toute sorte d'animaux, mais aussi contre une infinité de maladies, lesquelles ils comparent à des bestes farouches. D'autres ont crû qu'Andromachus a voulu changer le nom de Mithridat en celuy de Theriaque, à cause des Viperes, ausquelles il a attribué le nom de θηειον, & lesquelles il a ajoûté pour la base principale de cette composition. Cette pensée me semble la plus raisonnable de toutes, puis que la Theriaque n'a commencé de prendre ce nom-là, que lors que la chair des Viperes est entrée dans sa composition.

DE LA SAISON propre pour la composition de la Theriaque.

CHAPITRE III.

Pharmacum præstans priùs omne quære,
Et modo quo te docet ars parato,
Commodo tandem tibi quæ parasti
Tempore misce.

LES sentimens des Auteurs se trouvent fort differens, touchant le temps auquel on doit composer la Theriaque ; & les uns & les autres ne manquent pas de belles raisons pour soûtenir ce qu'ils avancent. Pour moy j'estime qu'ils ont pour la pluspart quelque fondement, & que plusieurs saisons peuvent estre choisies pour cette composition ; puis qu'il est vray qu'il est impossible de recouvrer tout à la fois un si grand nombre d'ingrediens, desquels les uns se trouvent bien en tout temps, mais les autres ne se recueillent qu'en leur saison. Et on fera bien d'éviter ce qui peut arriver, qui est que dans l'attente d'avoir appresté tous les ingrediens, si on a commencé par ceux de plus tenuë substance, comme sont les herbes & les fleurs, & si on est obligé à les garder trop long-temps, pour n'avoir en temps & lieu pourveu aux drogues qui estoient plus aisées à conserver dans leur force; il peut dis-je arriver, que la Theriaque aura perdu beaucoup de la vertu qu'elle devoit avoir, & qui auroit esté sans doute plus grande, si chaque ingredient avoit apporté de sa part tout ce qu'il avoit de bon: Mais il faut user de precaution, & il faut estre soigneux en temps & lieu, de recüeillir, de secher, & de serrer tous les ingrediens, & dés qu'on les a tous preparez, il faut se mettre en devoir de les dispenser, avant que ni les uns ni les autres souffrent aucune alteration. Or l'Esté me semble bien la pire de toutes les saisons pour la perfection de ce grand ouvrage; car outre qu'on ne sçauroit avoir avant la Toussaints toutes les parties des plantes necessaires, & qu'y employant ce qui a esté cueilly l'année precedente, la composition ne peut estre que bien defectueuse; on ne sçauroit piler les drogues pendant les grandes chaleurs, sans une grande diminution de leur vertu & de leur poids, & l'agitation reiterée, qui s'en fera aux ardens rayons du Soleil, comme ont pretendu ceux qui sont de ce sentiment, empirera encore de beaucoup l'ouvrage. Ceux-là ont crû qu'il n'y avoit que les rayons du Soleil ardent, qui fussent bien capables de donner la fermentation necessaire à la Theriaque, & n'ont pas sceu que l'Hypocistis, le Chalcitis, & l'Acacia, émeuvent par leur acidité tout ce grand corps, & luy servans comme de levain, en procurent la fermentation en tout temps, sans autre secours que celuy de la chaleur naturelle de tous les ingrediens, & de leur liaison & union faite par le moyen du miel, cuit en consistence. Ce n'est pas que je veüille exclure un air ambiant chaud, lors que la chaleur en est moderée & que la facilité s'y rencontre: Mais j'aymerois mieux me passer tout à fait d'une chaleur externe, que d'y en employer une trop violente, & qui dissipât par trop les parties que nous devons estre curieux de conserver. Et là dessus il est bon de sçavoir qu'une grande chaleur externe, peut dissiper les parties les plus volatiles, & mesmes dessecher toute la masse sans procurer la fermentation, si les acides ne s'y trouvent bien. Au lieu que les acides contenants en eux la veritable semence des esprits fermentatifs, peuvent exciter & parfaire la fermentation, sans aucune chaleur externe, & de fait ils n'en employent que celle qu'ils ont eux-mesmes fait naistre dans tout le corps de la composition, & leur action estant interne & fort naturelle, les vertus des ingrediens s'unissent au lieu de se dissiper, & produisent une vertu bien plus accomplie, que n'estoit celle de tous les ingrediens avant la fermentation : Et l'action de ces esprits fermentatifs est si puissante, que si on n'étoit soigneux de loger la Theriaque dans un vaisseau, duquel restat un tiers, ou du moins un bon quart de vuide, la composition venant à s'enfler par la fermentation, ne manqueroit pas de creverle vaisseau, s'il étoit bien bouché, ou de sortir par dessus, si elle trouvoit par là son issuë : Et le vuide que les Auteurs ont preveu, qu'il falloit laisser au vaisseau, a été pour donner de l'espace, à l'action puissante de ces esprits fermentatifs, & non pas pour attirer un air de dehors, qui n'est que le patient, & ne fait que ceder à l'action fermentante des acides: Et qu'ainsi ne soit, nous voyons que lors que la composition est enflée dans son vaisseau par la fermentation, si on l'agite doucement avec une espatule de bois, ou avec un autre instrument convenable, elle se remet dans l'état auquel elle étoit avant la fermentation, parce que par ce moyen les esprits qui étoient en action ont pris issuë : Au lieu que si l'air ambiant devoit produire son action, l'agitation luy en ouvrant la porte, il devroit faire le contraire de tout ce qui arrive. Et si bien pendant le temps de la fermentation, la composition ne laisse pas de s'enfler souvent de nouveau, apres avoir baillé quelque issuë aux esprits qui étoient en action; l'air ambiant ne fait que souffrir en cela, & rien n'y agit que les esprits fermentatifs engendrez par les acides; & la fermention continuë & se renouvelle toûjours tant qu'il s'engendre de ces esprits, & on remarque qu'elle cesse dés qu'il ne s'en engendre plus, & n'y a aucun air ambiant qui la puisse procurer, lors que cette semence fermentative est consumée : Ce qui arrive au plus tard dans six mois, si on a donné une consistence necessaire à la composition, quoy que quelques Auteurs ayent pretendu que la derniere fermentation ne s'accomplissoit que dans douze années; mais ce qu'ils ont entendu est toute autre chose que la fermentation dont nous venons de parler, qui est excitée par les acides, & n'est proprement qu'une communion interne & comme imperceptible des vertus secretes de tous les ingrediens. Et ceux qui ont crû que la fermentation des syrops & des autres compositions dites liquides, se renouvelloit tous les ans d'elle-mesme, au propre temps, auquel elles avoient eu leur fermentation l'année precedente, n'ont gueres frequenté les boutiques des Apothicaires, où nous ne remarquerons rien de pareil, & n'ont pas bien conſideré quelle étoit la veritable cauſe des fermentations. Nous ſçavons bien par experience qu'un electuaire liquide, qui aura eu moins de cuite que de raiſon, ſera ſujet à s'enfler & à boüillir ſouvent de ſoy-meſme ſur tout en Eſté, parce que la chaleur jointe à l'humidité ſuperfluë y engendre l'acide, qui excite ce boüillonnement ou fermentation : Mais s'il n'y a rien d'acide dans l'Electuaire & s'il eſt de conſiſtence loüable, il ne fermentera point du tout. Ie puis dire la meſme choſe des ſyrops s'ils ont la cuite convenable, & ſi on les ſerre dans leurs pots bien nets & bien ſecs, & ſi on attend qu'ils ſoyent bien froids avant que de les y loger, & ſi on les couvre bien, & ſi on les tient dans un lieu temperé, n'y ayant que l'humidité ſuperfluë aydée de la chaleur qui puiſſe former les acides, & faire boüillonner les compoſitions. Que ſi ayant un ſyrop cuit en bonne conſiſtence, & l'expoſant aux rayons du Soleil, ou le mettant sur le feu, vous le voyez enfler & boüillonner, ce n'est pas une fermentation, mais c'est une action des esprits de feu, qui entrans dans ces corps liquides & poreux, en dilatent les pores, & les font enfler plus ou moins, suivant que les esprits de feu sont plus ou moins puissans. Ie pousserois insensiblement mes raisonnemens un peu plus loin, si je ne craignois de sortir de mes bornes, & si je ne croyois que cecy doit suffire pour sçavoir ce qui est necessaire au sujet de la fermentation de nôtre Theriaque. Ie me contenteray de dire que le temps le plus propre pour cette preparation, est celuy auquel on peut avoir ensemble plus nouvellement tous les ingrediens de plus tenuë substance, & qui sont par consequent les plus sujets à dissipation, & qu'il vaut mieux se regler par là, que d'étre obligé à garder les herbes & les fleurs d'une année à l'autre. Estant fort aisé de tenir la Theriaque dans quelque espece de poîle si c'est en hyver, pour contenter les esprits, quoy que j'y voye fort peu de necessité pour les raisons que j'ay dites.

Quant à mon procedé, j'avois commencé de faire mes preparatifs dés le Printemps passé ; & depuis ce temps là il ne s'est gueres passé de jour que je n'aye travaillé ou fait travailler à mon dessein, tant pour faire cueillir, secher & serrer les parties des plantes, qui se trouvent en France, les unes aux montagnes, & les autres dans les plaines, que pour faire venir les viperes toutes vives, & les preparer comme il faut, & pour monder exactement toutes les gommes, toutes les racines, toutes les herbes, toutes les semences & toutes les fleurs, & pour purifier mes sucs, & pour tirer l'huile de muscades, & en fin pour faire venir de Lyon & de Marseille, ce qui étoit tres-difficile à trouver bien conditionné dans Paris. Il me falloit attendre le Saffran nouveau, que je ne pouvois recevoir plûtost qu'au mois de Novembre, & en suite il le falloit monder poil à poil, qui étoit une besogne de plusieurs jours : Ie me mis incontinent apres à reconnoître tous mes ingrediens, & à les ranger dans des boëtes pour ma dispensation : En quoy s'écoula tout le reſte de l'année; le mois de Ianvier ſuivant a ſervi pour étaler ma diſpenſation, & pour donner le temps aux curieux de la voir & de l'examiner : Et dans le mois de Fevrier j'ay fait mes poudres & achevé mon Ouvrage.

Or je ſuis aſſeuré que le mélange de toutes ces drogues ayant eſté fait fort exactement, & que le tout ayant eſté mis dans un meſme vaiſſeau ; la chaleur des autres ingrediens ſe trouvant animée par l'acidité du Chalcitis, de l'Hypociſtis, & de l'Acacia, & le tout eſtant uni enſemble par le moyen du vin & du miel reduit à la conſiſtence neceſſaire, la fermentation s'en fera tres-bien, d'où il reſultera une union des vertus du total, bien plus intime que n'a eſté l'union des meſmes ingrediens avec le miel. Ioint que le Soleil s'approchant de nous de plus en plus, contribuëra beaucoup de ſa part à rendre ma Theriaque fort en eſtat d'eſtre employée ſix mois apres avoir eſté achevée. Ne pretendant pas d'anticiper ce temps-là, de peur de contrevenir aux regles fort raiſonnables que les Auteurs nous ont preſcrites ſur ce ſujet, & qui ſont generalement obſervées.

Ie renvoye à la fin de ce Traité beaucoup de choſes conſiderables touchant le mélange, les âges, les vertus, & l'uſage de la Theriaque. Car deſirant de m'attacher d'abord au plus neceſſaire, je commenceray par la deſcription qu'Andromachus premier Medecin de l'Empereur Neron nous à laiſſée.

DESCRIPTION de la Theriaque.

CHAPITRE IV.

Omnium pondus, numerumque trado
Ex quibus junctis Opiata constat
Post notas horum varias seorsim
Carmine dicam.

℞. PAstillor. Scilliticorũ, - ℥xxxvj
Pastillorum Viperinorum,
Magmatis Hedychroï,
Piperis longi,
Opij Thebaici, ——— *ana.* ℥ xviij
Rosarum rubrarum,
Iridis,
Succi Glycyrrizæ,
Seminis Buniadis,
Scordij,
Opobalsami,
Cinnamomi,
Agarici, ——— *ana.* ℥ ix
Myrrhæ,
Costi,
Croci,

Caſſiæ ligneæ,
Nardi Indicæ,
Schoenanthi,
Thuris maſculi,
Piperis albi,
Piperis nigri,
Dictamni Cretici,
Praſſii albi,
Rhapontici,
Stoechadis Arabicæ,
Petroſclini Macedonici,
Calaminthes montanæ,
Terebinthinæ Chiæ,
Zinziberis,
Pentaphylli, ———— *ana.* ℥ iiij ß
Polij montani,
Chamæpityos,
Styracis calamitæ,
Meü,
Amomi,
Acori veri,
Nardi Celticæ,
Terræ lemniæ,
Valerianæ majoris,
Chamædryos,
Malabathri,
Chalcitidis,
Gentianæ,

Anisi,
Fœniculi,
Hypocistidis,
Carpobalsami,
Gummi Arabici,
Cardamomi minoris,
Seseleos,
Acaciæ,
Tlaspeos,
Hyperici,
Ammeos,
Sagapeni, ———— *ana.* ℥ iij
Aristolochiæ tenuis,
Dauci Cretici,
Bituminis Iudaïci,
Opopanacis,
Galbani
Centaurei minoris,
Castorei, ———— *ana.* ℥ j ß
Mellis præstãtissimi, *omniũ tripl. pond.*
Vini generosi, —— *quantum satis.*

Ayant à traiter par Chapitres separez, non seulement de l'élection & de la preparation particuliere de tous les ingrediens de la Theriaque, mais de leur mélange & de leur reduction en un seul corps, je commenceray par la Scille qui en est le premier.

DE

DE LA SCILLE.

CHAPITRE V.

Littori nascens rubicunda Scilla,
Molis optatur mediocris, albam,
Sumimus partem, spoliis & imo
Corde remotis.

COMME mon dessein n'est pas d'embarrasser les esprits, ni d'ennuyer le Lecteur par des discours & par des questions inutiles, non plus dans ce Chapitre que dans aucun autre, je diray en substance ce que j'ay trouvé dans les Auteurs, qui en ont rempli bien souvent plusieurs pages sans aucune necessité, & y ajoûteray ce que je puis avoir de mon crû, & commenceray par la description des Trochisques de Scille suivant Andromachus, qui est telle :

℞ Scillæ assatæ, ———— *lib.* iij
Farinæ Orobi, ———— *lib.* ij
Fiant ex arte Trochisci.

Pour bien faire ces Trochisques, il faut choisir deux ou trois Scilles d'une grosseur mediocre, bien saines, bien nourries, bien pesantes, & bien fermes, de couleur rouge, & cüeillies lors que leurs feüilles & leur tige sont sechées, ce qui leur arrive environ le temps de la moisson : Il les faut envelopper de paste un peu solide, faite avec de la farine de froment, & en mettre tout autour l'épaisseur d'environ un bon travers de doigt, puis les faut cuire ainsi enveloppées dans un four de Boulanger, & les y laisser tout autant de temps qu'il en faut pour cuire leurs grands & gros pains : Les ayant tirées du four & estans refroidies, vous les développerez de la paste de froment, & en rejetterez les premieres tuniques, que vous trouverez rouges & comme seches : Vous rejetterez aussi le cœur, & la partie dure qui est au bas de chaque Scille, & qui sert comme de tronc à sa racine, & ne prendrez que les écailles ou lamines blanches & moëlleuses, desquelles vous peserez trois livres, & les pisterez dans un grand mortier de marbre avec un pilon de bois, & les ayant ainſi exactement piſtées, vous y ajoûterez & incorporerez peu à peu deux livres de farine ſubtile d'Orobes, & de ce mélange vous en formerez des Trochiſques, que vous ferez ſecher ſur un tamis le plus promptement que vous pourrez, en un lieu aëré hors des rayons du Soleil & loin du feu. Zvvelfer prefere à la farine d'Orobes, la racine de Dictam blanc pulveriſée, & je trouve qu'il a grande raiſon, parce que cette racine eſt fort cordiale & alexitére, & ſans comparaiſon meilleure que les Orobes, qui ſervent bien d'aliment aux Pigeons, mais ils n'ont aucune vertu cordiale, & ne peuuent avoir eſté utilement choiſis, que pour donner du corps à la pulpe des Scilles, afin d'en pouvoir former des Trochiſques: Ce que la racine de Dictam blanc en poudre peut auſſi bien effectuer, & fournir par meſme moyen ſa vertu cordiale & alexitére aux Trochiſques. C'eſt pourquoy je ne m'amuſeray point à decider, ſi on doit preferer les Orobes blancs aux roux, veu que les qualitez des uns & des autres ſont fort peu differentes, & j'en laiſſeray le choix libre à ceux qui ne voudront pas ſe ranger au ſentiment de Zvvelfer, lequel j'eſtime beaucoup plus raiſonnable que la methode ancienne de preparer ces Trochiſques. Tous les Auteurs ont aſſez parlé des qualitez & des vertus des Scilles, auſſi bien que de celles de tous les autres ingrediens de la Theriaque; Ce qui eſt cauſe que je n'ay pas jugé à propos d'en groſſir ce Livre, croyant qu'il ſuffira de parler à la fin de la vertu nouvelle que la Theriaque a acquiſe par la fermentation dans laquelle les vertus particulieres de tous les ingrediens ſe trouvent confonduës.

DES TROCHISQVES de Vipere.

CHAPITRE. VI.

Viperas quæres oculo feroci,
Mobili lingua, gracilique collo,
Fœminas, caudâ breviore, sursum
Nare retortâ.

LEs Viperes qui ont donné le nom à la Theriaque, & qui luy doivent communiquer une de ses principales vertus, me donnent plus de sujet de reformer leur preparation, que tous les autres ingrediens ensemble. Et c'est dans ce Chapitre, que je pretens de faire voir (mais pourtant sous le respect que je dois à Andromachus & aux Docteurs qui sont venus apres luy) qu'on n'a jamais bien examiné les Trochisques de Vipere, avant que de les ordonner, & que mesmes on a mal connu la nature des Viperes, & qu'on a basti sur des fondemens peu solides,

& sur des authoritez sans experience.

Mais avant que d'entrer dans ces matieres, il faut que je dise tout ce que je sçay sur l'élection des Viperes. La Vipere est une espece de Serpent que les Latins ont nommé *Vipera*, & les Grecs Ἔχιδνα. Tous les Auteurs sont d'accord que les femelles sont meilleures que les mâles; & je croy que ce qui les a portez à cela, c'est qu'elles sont plus aisées à distinguer d'avec les autres Serpens, que ne sont les mâles, qui ayans la teste plus petite & plus étroite, & fort approchante de celle des Serpens aussi bien que leur col, leur queuë & tout leur corps, sont fort mal-aisez à discerner d'avec eux. Les Viperes femelles ont la teste beaucoup plus large & plus plate, les yeux étincellans, le museau retroussé en haut, la langue fenduë & fort remuante, deux dents longues, crochuës & fort aiguës, une de châque costé de la mâchoire superieure, qui demeurent ordinairement ployées le long de la mâchoire, mais elles les relevent & les avancent lors qu'elles ont envie de se deffendre ou de se venger de leur ennemi : Elles ont aussi plusieurs autres petites dents en l'une & en l'autre mâchoire, elles ont le col court & délié, le corps assez épais & de mediocre longueur, & ont auprés & au dessous de leur queuë, qui est fort courte, un petit trou servant tant à vuider leurs excremens, qu'à mettre leurs Vipereaux au jour : Elles ont au dedans un cœur, un foye avec son fiel, de la graisse & quelques intestins & mesmes une matrice. Ie laisse à part cent contes qu'on a fait des Viperes, & touchant leur copulation avec le mâle, & touchant la naissance des Vipereaux. Ie ne diray donc que ce qui est necessaire, & premierement du temps auquel il les faut prendre.

L'opinion d'Andromachus, de Galien, de Damocrates, d'Avicenne, & d'une infinité d'Auteurs qui ont écrit de la Theriaque, a esté fort differente & assez mal determinée, touchant le temps auquel on doit prendre les Viperes pour les preparer. Ils veulent presque tous en general, qu'on choisisse le Printemps pour cela ; & les uns en veulent le commencement, les autres le milieu, mais la plus part en prescrivent la fin, voire mesmes quelques-uns veulent aller jusques au commencement de l'Esté, lors que l'Hyver a esté plus long ; d'autres choisissent l'Esté sans aucune determination de commencement ni de fin, comme Damocrates, quand il dit :

Æstate grandes Viperas bis decem,
Venator captas quas recenter attulit.

Et d'autres mettent le choix libre, entre le Printemps ou l'Automne, dont ils prennent le temps de la vendange ; & c'est ce que Galien luy-mesme a avancé. J'estime que la principale source de cette diversité de sentimens est venuë, de la diversité des lieux, ausquels se sont trouvez les Auteurs qui en ont écrit, & qui pour la pluspart ont crû que le commencement du Printemps se devoit prendre lors que le froid finissoit : Et comme l'Italie, la Grece & l'Arabie, ont servy de séjour à la pluspart des Autheurs qui en ont écrit ; le temps que l'Almanach nous marque pour commencement du Printemps, s'y trouvant presque approchant de ce qu'ils en ont pris pour la fin, leur intention s'est trouvée difficile à expliquer, & ce qu'il y a de plus digne d'attachement dans leurs écrits, est, quand ils disent qu'il faut prendre les Viperes quelque temps aprés qu'elles sont sorties de leurs cachetes, & qu'elles ont eu le temps d'estre rechauffées par le Soleil, & de joüir de la bonne nourriture de la saison; mais ils étouffent bien-tost cette bonne pensée, lors qu'ils veulent que ce soit au temps auquel les Viperes peuvent manger de la graine de fenoüil, qui ne vient que vers la fin de l'Esté, & qui mesmes ne se trouve bien meure que dans l'Automne. Et confondent encore cela, en voulant que les fleurs des prez qu'ils designent par les violettes, se puissent rencontrer en mesme temps que la graine de fenoüil, & que les Viperes en puissent faire un mesme repas; & c'est le sentiment d'Andromachus mesme, parlant du temps propre pour la prise des Viperes, en ces mots,

Et passim violis carpit vernantia prata
Dum viridis quærit semina fœniculi.

Cette confusion d'opinions peut bien embarrasser les esprits, qui se tiendront seulement à la lettre, parce qu'ils y trouveront beaucoup de contradictions, non seulement des uns aux autres, mais mesmes d'un mesme Auteur, & sur tout de Galien, lequel en un lieu veut le commencement du Printemps, & en autre la fin; voire mesmes le commencement de l'Esté si l'Hyver a esté long ; & ailleurs il baille le choix libre entre le Printemps & l'Automne. Mais je croy que l'Artiste n'en doit pas demeurer là, & qu'apres avoir bien examiné toutes choses, il doit se determiner à ce qui est appuyé de meilleures raisons. Me trouvant donc obligé à dire mes sentimens sur le temps convenable pour la prise des Viperes, aussi-bien que sur leur preparation : Ie suis d'accord premierement avec tous les Auteurs que l'Hyver doit estre exclus des saisons ausquelles on les doit prendre, parce qu'en ce temps là elles sont fort maigres & fort languoureuses, tant pour la faim qu'elles endurent, que pour estre privées dans leurs cachettes du bon air qu'elles peuvent prendre en une ſaiſon plus favorable : Ie n'eſtime pas auſſi de devoir donner mes ſuffrages pour l'Eſté, tant à cauſe de la diſſipation d'une partie de la bonne nourriture des Viperes par les chaleurs, que parce qu'alors elles ſont pleines de leurs œufs, qui ſont déja bien grands, & que meſmes les Vipereaux peuvent eſtre formez dans leur ventre, ſi l'Eſté eſt avancé, & que par ce moyen les Viperes ne peuvent eſtre que bien épuisées. Il ne nous reſte que deux ſaiſons bien raiſonnables pour cela, qui ſont le Printemps & l'Automne, deſquelles il eſt encore tres-neceſſaire de faire diſtinction du commencement, d'avec le milieu & d'avec la fin Le Printemps ſemble le devoir emporter ſur l'Automne à cauſe qu'il a plus de ſuffragans, & le choix en ſera plus ſoûtenable, ſi on en prend le temps le plus favorable : Mais on peut bien auſſi trouver dans l'Automne un temps digne d'étre choiſi Pour ce qui eſt du Printemps j'eſtime que ſi l'Hyver n'a pas eſté long, le mois d'Avril eſt le veritable temps pour la priſe des Viperes, parce qu'ayans pû profiter de cet esprit universel, que Dieu épand abondamment sur toutes choses environ l'Équinoxe du Printemps, & se trouvans depuis quelque temps hors de leurs cachetes, elles ont pû joüir de la bonne nourriture de la saison; & si elles n'ont encore rencontré la graine de fenoüil, l'herbe ne leur a pas manqué, non plus que les fleurs Printanieres, & plusieurs petits animaux qui leur servent de pâture; elles se trouvent aussi comme renouvellées en ayant quitté leur vieille peau; & quoy que l'apppetit de coït, & leur copulation consecutive avec les mâles, ayent dissipé quelque partie de ce bon esprit printanier qu'elles venoyent d'humer; & quoy que leurs œufs puissent déja étre formez, neantmoins l'acte de copulation estant un signe d'une bonne vigueur, & leurs œufs se trouvans encore bien petits, elles ne peuvent pas estre beaucoup épuisées, & c'est sans contredit le temps le plus favorable qu'on puisse choisir dans le Printemps. Pour ce qui est de l'Automne, Galien a bien eu raison de choisir le temps de la vendange, qui en est le commencement, parce que, outre qu'il se trouve encore de la graine de fenoüil par les champs, les raisins & plusieurs autres bons fruits qui sont en maturité dans cette agreable saison, servent de generation à plusieurs insectes, & leur fournissent une bonne & une agreable nourriture, aussi bien qu'à plusieurs autres petits animaux qui sont la pâture des Viperes. Et soit qu'en cette saison les Viperes se trouvent délivrées de leurs Vipereaux soit pour la bonne & copieuse nourriture, qu'elles ont rencontré mieux qu'en toute autre saison, elles sont en fort bon estat, & mesmes sont plus grasses qu'en tout autre temps, de mesmes que la plûpart de tous les autres animaux lesquels naturellement en Automne sont dans un embonpoint bien plus avantageux qu'en toute autre saison de l'année. Et ceux qui ont dit que les Viperes d'Automne étoient maigres, & qu'elles quittoient leur peau, ont pris la fin de l'Automne pour le commencement, & ont pris quelques Viperes gardées long-temps, malades & langoureuses, pour celles qui viennent d'estre prises, depuis environ la fin de Septembre jusqu'au milieu d'Octobre, ou si vous voulez jusqu'à la fin du mesme mois, lors que l'Hyver precedent a esté un peu long. Que si on objecte que la saison est trop froide & qu'elle rend les Viperes engourdies ; je répons qu'elles ne le sont pas moins au commencement du Printemps, & qu'elles ne peuvent estre en cet estat qu'avant la levée du Soleil ; ce qui leur arrive aussi bien au Printemps qu'en Automne, & que cela n'empéche pas qu'elles ne reprennent leur vigueur, à mesure que le Soleil s'avance dans sa carriere. I'ajoûte à cela que dans l'Italie, où Andromachus le premier, prit des Viperes pour cette grande composition, les nuits se trouvent fort froides, mesmes dans l'Esté, & que par consequent les Viperes du Printemps, aussi bien que celles de l'Automne, ne manquent pas de sentir les effets de la froideur nocturne, quoy qu'elles l'évitent tout autant qu'elles le peuvent en se cachant sous des pierres où sous des herbes, mais comme cette froideur leur fait du bien à l'entrée de la nuit, pour dissiper la chaleur trop grande qu'elles ont senti pendant le jour, aussi bien au Printemps qu'en Automne, lors que le Soleil est un peu ardent; de mesmes le Soleil du matin dissipant peu à peu les impressions qui leur pouvoient rester de la froideur de la nuit, les met bien-tost en bon estat, & les rend de la qualité qu'il faut pour estre employées. Cette raison tres-pertinente fera bien juger que soit au Printemps, soit en Automne, on doit prendre les Viperes quelque temps apres le Soleil levé, & qu'il faut aussi-bien éviter les ardeurs du Soleil, que la froideur de la nuit. Ie laisse à chacun le choix libre du Printemps ou de l'Automne pour la prise des Viperes, pourveu que dans l'une ou dans l'autre saison; on observe le veritable temps que je croy d'avoir bien designé, n'estimant pas que la difference du Printemps d'avec l'Automne, puisse rencontrer une matiere de reprehension si juste, comme nous la remarquerons dans la suite de ce Chapitre sur l'ancienne preparation des Trochisques de Vipere.

Et là dessus je ne puis que je ne m'étonne beaucoup, qu'on se soit mis en devoir de censurer des Trochisques de Vipere, non pour avoir esté preparez suivant l'ancienne institution, mais pour y avoir employé des Viperes prises en Automne, puis que par les raisons que je viens de dire, elles ne peuvent estre que fort excellentes, & puis que, en quelle saison de l'année qu'on sçache prendre les Viperes si on fait boüillir leur chair dans de l'eau pour en preparer des Trochisques, ce sera un corps composé de parties à demy mortes, & qui doit par consequent estre rejetté, comme nous sommes prests à faire voir. Et sans contredit il eust esté bien plus necessaire, de décrier tout à fait cette preparation de Trochisques, & d'en introduire une meilleure, que de se tourmenter à preferer les Viperes du Printemps à celles de l'Automne, pour en faire une preparation qui n'est gueres bonne qu'à jetter à la ruë, & qui ne peut estre bien reformée, que par ceux qui connoissans bien les bonnes qualitez des parties dont les Viperes sont composées, les sçauront bien conserver en les preparant, & en éviteront la destruction.

Ie n'ay pas moindre sujet de m'étonner de ce qu'un certain corps de Maîtres Apoticaires, d'une Ville assez celebre quoy qu'étrangere de ce Royaume, ait envoyé emprunter l'avis des Maistres Apoticaires de Paris, de Montpeillier, & d'ailleurs, sur un different qui estoit entr'eux, sur la juste proportion du pain, parmi la chair boüillie des Viperes pour la preparation des Trochisques, puis qu'estans obligez de mesme que nous à rechercher la cõnoissance interieure & exterieure de toutes les parties des mixtes, & de les sçavoir preparer en sorte, qu'en retranchant ce qu'ils peuvent contenir de mauvais, on puisse conserver tout ce qu'ils ont de bon & de necessaire à l'instruction de l'Auteur, ils n'ont pas pris garde que la plus grande & la plus essentielle vertu des Viperes, qui consiste en leur esprit, en leur sel & en leur huile volatils, ayant esté transportée dans le boüillon par l'élixation, la chair qu'ils en ont tirée, se trouvant fort dépoüillée de cette vertu, n'avoit pas besoin d'estre de nouveau affoiblie par l'addition du pain, qui ne peut servir que d'embarras, bien loin d'apporter de sa part aucune vertu considerable. Ce que nous ferons voir plus clairement, & plus au long dans la suite de ce Chapitre.

Quant au lieu d'où on doit prendre les Viperes, celles des environs de Lyon & de Poitiers, sont estimées les meilleures de ce Royaume : Il faut les employer le plûtost qu'on peut apres les avoir prises, de peur qu'elles n'amaigrissent par trop de langueur; vous pouvez remarquer que si vous les faites mourir, tandis qu'elles sont en bon état, non seulement le tronc, la teste, & la queuë ; remuëront long-temps apres avoir esté separez, mais que le mesme tronc écorché & vuidé de ses entrailles, aura encore du mouvement vingt-quatre heures apres; & le cœur separé des autres parties, palpitra aussi au bout de vingt-quatre heures s'il est exposé au Soleil, ou s'il est mis dans de l'eau plus que tiede : Et mesme la teste separée du corps, pourra encore mordre long-temps apres, si on en approche, & la morsure en sera aussi dangereuse que lors que la teste n'étoit pas ſeparée du corps ; ce qui démontre, qu'il faut bien que la Vipere ait des vertus toutes extraordinaires, puis que toutes ces circonſtances ſe remarquent plûtoſt en elles qu'en tout autre animal.

Ce n'eſt pas aſſez de bien choiſir les Viperes, & de les prendre en une ſaiſon convenable, il faut auſſi qu'on les prepare artiſtement. Car ſi nous voulions ſuivre l'ancienne methode, nous commettrions une infinité de fautes. Premierement on ordonne de les foüetter avant que de leur couper la teſte & la queuë, afin, dit-on, de les mettre en colere & comme en rage, & afin de faire monter dans la teſte tout le venin lequel ils croyent répandu par tout le corps, & particulierement dans le fiel ; mais ils ne ſçavoient pas mille belles experiences qu'on a fait depuis quelque temps, qui font voir que le venin de la Vipere n'eſt ni dans ſon corps ny dans ſon fiel. Et premierement, que pluſieurs perſonnes ont mangé de la chair de Viperes, appreſtée comme celles des Anguilles, & y ont trouvé du delice, bien loin d'en avoir esté endommagez. 2° Ils ne se souvenoient pas du Lepreux gueri par la boisson du vin dans lequel une Vipere s'étoit étouffée, & laquelle bien loin d'avoir esté corrigée par le foüet, ou par quelque autre preparation, avoit pû verser dans ce vin, son fiel, sa bave, & tout ce qu'on se peut imaginer de mauvais dans un tel animal. 3° Ils n'avoient pas sceu que des hommes & plusieurs sortes de bestes, ont avallé jusqu'à une demie once pesant de fiel de Viperes, & mesmes de cette sanie que la Vipere a, dans la mâchoire superieure sans aucun inconvenient. 4 Que ce qu'il y a de plus dangereux en la Vipere, consiste en sa morsure, à cause de la longueur & de la subtilité de ses dents, qui font des ouvertures si petites, quoy que profondes, que les esprits internes effarouchez par cette morsure & y accourans sans trouver issuë, font un bouleversement étrange dans les parties voisines, & la sanie mesmes qui sort de la machoire superieure, à mesure que la Vipere mord, s'insinüant dans les petites ouvertures que les dents ont fait, empéchant mesmes l'iſſuë des eſprits, augmente le mal, & fait par occaſion ce qu'elle n'auroit pû faire dans le corps d'un homme qui n'auroit pas eſté mordu. Ie veux croire auſſi que l'épouvantement des eſprits, cauſé par la crainte de la morſure de la Vipere, & que meſmes cette antipathie naturelle qui eſt entre l'homme & le ſerpent, contribuent enſemble beaucoup à l'augmentation du mal. Ce n'eſt pas que je ne veüille croire, que quand les dents ſeroient moins longues & moins aiguës, la morſure n'en fut encore bien mauvaiſe, mais elle en ſeroit bien plus aiſée à guerir. Ie ne pretens pas non plus de dire que la ſanie qui ſort de la gencive ſuperieure ſoit tout à fait exempte de venin, parce que ie ſçay qu'elle peut produire de mauvais effets eſtant miſe ſur une coupure, ou ſur une autre playe: mais outre que ces effets n'ont pas accouſtumé d'arriver ſans la morſure faite par la dent, je ſoûtiens qu'en coupant la teſte de la Vipere & y laiſſant de ſon col l'épaiſſeur d'un travers de doigt, non ſeulement on oſte cette ſanie, mais auſſi tout le venin qui pourroit estre dans l'animal. Si donc on avoit sceu, que le corps de la Vipere dont on se sert est exempt de venin, on ne se seroit pas mis en peine de chasser ce qui n'y est pas, & on n'y auroit pas introduit une mauvaise qualité qui n'y estoit pas non plus. Car je suis persuadé que les esprits irritez sont capables de faire venir du venin, où il n'y en a point, & que l'irritation de la Vipere qui se sent flagellée, a pû former & introduire dans son corps un venin qui n'y estoit point auparavant. Et c'est de quoy nous avons un exemple bien estrange, si nous croyons ce qu'on rapporte des Turcs, qui est, que pour auoir un poison tres-subtil & tres-asseuré, ils pendent un homme rousseau par les pieds, & le faisant mourir comme enragé dans cette cruelle suspension, amassent la bave qui découle de sa bouche, & la conservent pour cet usage detestable. Or la faculté veneneuse de cette bave, ne sçauroit estre attribuée qu'aux esprits irritez, puisque la salive de l'homme, n'est aucunement venimeuse d'elle-mesme.

Voila la premiere faute qu'on commet ſur la preparation des Viperes; la ſeconde eſt non ſeulement pire, mais elle en enveloppe pluſieurs autres: Car ils veulent qu'aprés avoir coupé la teſte & la queuë des Viperes, & qu'aprés en avoir écorché les troncs, on les faſſe boüillir dans de l'eau y ajoûtant une poignée de ſel & autant d'Anet, juſques à ce que la chair ſe puiſſe ſeparer des épines; ils veulent qu'on faſſe cette ſeparation avec les doigts, & en briſant & en frottant les troncs entre les mains parmi leur boüillon, & en ramaſſant ce qu'il y a de chair s'élevant & nageant parmi l'eau, & laiſſant les épines au fonds, pour faire enſuite des Trochiſques de cette chair ainſi cuite, en en prenant quatre parties, & une partie de pain biſcuité & mis en poudre: Pour le boüillon, comme ils le croyent inutile, auſſi le rejettent-t'ils; Mais cette preparation eſt un veritable tiſſu de fautes. Car premierement à quoy mettre du ſel & de l'Anet dans cette decoction, veu qu'il n'y a rien de naturellement mauvais dans les troncs des

Viperes, & que les Trochisques sont assez aisez à conserver sans sel, lequel mesmes se trouve contraire à leurs intentions, puis qu'ils rejettent les Viperes qui ont esté prises le long de la mer, & qui ont vécu de choses salées, alleguans qu'elles excitent la soif aux malades : En second lieu, pourquoy faire passer dans un boüillon la principale vertu des Viperes ? leur faute seroit plus supportable, si du moins ils en faisoient boire le boüillon à des lepreux, ou à d'autres personnes de sang grossier & terrestre, pour laquelle chose eux-mesmes croyent que la Vipere a de particulieres vertus ; mais ils jettent ce boüillon, & ne feroient gueres plus mal de jetter ensuite la chair, qui y a laissé presque toute sa vertu : Et bien qu'ils en mettent quatre parties sur une partie de pain, neantmoins cette chair ayant pour lors beaucoup d'humidité qui s'évapore aprés, il se trouve que les Trochisques estans secs, ont pour le moins autant de pain inutile, que de chair qui ne vaut gueres mieux. Il n'est pas necessaire d'estre Medecin ni

Apoticaire pour juger de ces choſes, le moindre Cuiſinier ſçaura qu'un boüillon ne devient bon qu'en attirant à ſoy la plus pure ſubſtance des viandes qu'on y a fait cuire, & qu'on ne ſçauroit enſuite trouver dans les viandes le bon ſuc qu'elles ont laiſſé dans le boüillon.

Pour donner donc à la Theriaque une baſe qui ne ſoit point deffectueuſe, il faut choiſir dans la bonne ſaiſon des Viperes telles que nous avons dit, & ſans les flageller, il faut leur couper environ un pouce de col avec la teſte, & enſuite la queuë, puis les écorcher & les vuider de leurs entrailles, & en mettre à part le cœur, le foye & la graiſſe (ſi on veut profiter d'elle pour d'autres uſages.) Il faut aprés cela bien nettoyer les troncs, les cœurs, & les foyes, & les faire ſecher à l'air & hors des rayons du Soleil, pour vous en ſervir comme nous dirons cy-aprés. La graiſſe doit eſtre lavée, fonduë, coulée & gardée à part pour ſes uſages: Et les teſtes, les queuës & les peaux peuvent fournir aux Artiſtes un eſprit, un ſel volatile, & un fixe, &

une huile remplis de grandes vertus.

Or à la place de ces anciens Trochisques, il faut prendre le mesme poids des troncs, des cœurs & des foyes de Viperes dessechez, & les pulveriser parmi les autres ingrediens de la Theriaque, & on peut estre tres-asseuré qu'ils contiennent toute la principale vertu de la Vipere, qui consiste en son esprit, & en son huile, & en ses sels volatile & fixe, que les Artistes peuvent aisément tirer de ces troncs, de ces cœurs, & de ces foyes ainsi sechez : Au lieu que des anciens Trochisques on ne sçauroit tirer qu'un méchant phlegme puant, sans esprit, & sans sel, ni fixe, ni volatile, qui sont de veritables marques que la chair de Viperes avoit laissé dans le boüillon tout ce qu'elle avoit de meilleur.

Que si pour approcher davantage des formalitez, on vouloit faire des Trochisques de ces troncs, de ces cœurs & de ces foyes dessechez, il n'y a qu'à les mettre en poudre subtile, & à les reduire en une paste un peu solide, avec de la malvoisie, dans laquelle on aura fait dissoudre un peu de Gomme Arabique, & en former des Trochiſques, pareils ſi l'on veut à ceux qu'on avoit accoûtumé de faire ; on peut auſſi les oindre de baume du Perou, lors qu'ils ſeront ſecs, tant pour la bonne odeur, que pour ayder à les conſerver. Ie ſçay bien qu'on me pourra objecter, que dans les troncs de Viperes ainſi ſechez il y aura pour le moins autant d'épines que de chair, & que cela n'arrive pas en procedant ſuivant l'ancienne methode, qui ſepare entierement la chair des épines par l'elixation; mais ceux qui connoîtront interieurement les épines de la Vipere auſſi-bien que ſa chair, ſçauront qu'elles contiennent en elles & plus d'eſprit, & plus d'huile, & plus de ſel volatile & fixe, que la chair meſmes, & que quand elles peſeroient autant que la chair, elles valent ſans comparaiſon mieux qu'une poudre de pain étrangere & inutile. Et pour mieux comprendre cette verité, il faut ſçavoir, que bien que les os des animaux, ne ſoient pas propres à manger, ils ne laiſſent pas de contenir les meſmes parties que la chair, & ſans rebattre ce que je viens de dire des Viperes, les Cuiſiniers ſçavent fort bien s'en ſervir lors qu'ils veulent faire un bon boüillon, & y reüſſiſſent bien mieux que s'ils employoient la chair ſeule ſans les os; ce qui n'arriveroit pas, ſi leſdits os eſtoient privez de vertu, & s'ils avoient eſté formez ſimplement pour le ſoûtien & pour l'aſſemblage des parties des corps des animaux, comme quelques uns ont crû. D'ailleurs on doit ſçavoir, que (de meſme que nous avons dit des Trochiſques) la chair de Viperes ainſi boüillie, eſtant miſe dans une cornuë, ne rendra preſque rien qu'un phlegme puant dans le recipient; au lieu que les épines qui ont boüilli tout autant que ladite chair, rendront encore du ſel volatile & fixe, & quelque peu d'huile, qui leur ont reſté, à cauſe de la ſolidité de leur ſubſtance : Et quoy que ce ſel volatile ſoit de beaucoup inferieur à celuy, qu'on auroit pû tirer des Viperes, avant qu'elles euſſent boüilli dans l'eau, neantmoins il eſt aiſé à juger par là, que ces épines meritent bien d'eſtre conſervées, & qu'elles peuvent fort à propos eſtre employées parmi la chair, de laquelle aussi il seroit tres-difficile de les separer sans elixation; & que si estans boüillies longtemps, il leur reste du sel volatile & fixe, aussi-bien que de l'huile, elles en auront beaucoup plus si elles ne le sont pas. Et je suis persuadé qu'elles en ont encore plus que la chair mesmes, & par consequent davantage de vertu. Or quelques-uns pourroient trouver à redire, sur ce que je n'oste qu'un doigt de col avec la teste de la Vipere; mais s'ils reviennent à mon fondement, qui est que la Vipere n'est venimeuse que par occasion lors qu'elle mord, & que le corps de soy-mesme est exempt de tout venin, ils approuveront sans doute que je conserve tout ce qui en est utile, & qu'au lieu de couper plusieurs doigts de col, comme on avoit accoûtumé, je me contente d'en couper un seul. Pour ce qui est de la queuë, je la retranche toute entiere, parce qu'elle est trop dénuée de chair, & est de trop petite consequence pour meriter d'estre épargnée en ce rencontre, bien qu'on en puisse profiter pour en tirer l'esprit, les sels, & l'huile, comme nous avons remarqué.

Or je ne ſçaurois aſſez exalter les Viperes ; car quoy que leur morſure ſoit tres-dangereuſe ſi on n'y remedie pas ; neantmoins il n'y a point d'Animal, qui ſoit moins nuiſible & qui d'ailleurs puiſſe apporter tant de bien que la Vipere.

Nam caput, & caudam, truncum, fel, pingue, cutemque
Cor, jecur, & ſpinas, optima cuncta ſcio.

Et j'oſe dire qu'elle eſt toute bonne en toutes ſes parties, puis que chacune d'elles ſeparément ou conjointement, peut fournir l'un & l'autre ſel, un eſprit, & une huile, qui ſont ſi penetrans, & ſi vertueux, qu'à bon droit on les peut nommer une des colomnes de la Medecine. D'où nous pouvons juger, combien ont erré ceux qui rejettans toutes les autres parties de la Vipere, n'en ont gardé que la chair ; & encore leur ſerviroit-elle de quelque choſe, s'ils ne luy avoient pas fait laiſſer ſa principale vertu dans le boüillon, & s'ils ne l'avoient encore plus affoiblie par l'addition du pain.

Cependant estant obligé de rechercher en toutes choses la meilleure voye pour la preparation des remedes que je manie, & pour la conservation des bonnes qualitez qu'ils peuvent contenir, je ne pense pas qu'on me puisse blâmer, si pour éviter la détruction des Viperes, qui se rencontre dans l'ancienne preparation, je me sers d'une nouvelle methode; puis que par elle, bien loin de détruire les Viperes, je conserve tout ce qu'elles ont de meilleur; & que dans une apparente contrevention aux intentions de l'Auteur, je les seconde mieux qu'il ne pouvoit esperer, en faisant trouver dans cette composition tout ce que la Vipere a de meilleur, & qui estoit sans doute ce qu'il desiroit d'y introduire.

Ce changement n'est que dans la preparation, laquelle ayant esté remise au Pharmacien de mesme que l'élection & la mixtion, je ne dois pas craindre d'estre accusé de sortir de mes bornes. I'ay trop de respect pour Messieurs les Medecins, pour m'ingerer dans des choses au delà de ma portée, & de ma commission. Et je diray la verité en asseurant que plusieurs de ces Messieurs m'ont desja donné fort agreablement leurs suffrages. Ie pourrois bien icy marquer ma façon pour tirer l'esprit, l'huile, & les sels volatile & fixe, des Viperes, & pour les separer en suite, & pour reduire chacun à sa derniere perfection. Mais parce que cela n'est pas necessaire pour la preparation de la Theriaque, & que ce seroit sortir des limites du Traité que j'ay entrepris, je m'en abstiendray presentement, esperant de m'en acquiter plus à propos dans une Pharmacopoée Gelenique & Spagyrique que j'espere de mettre au jour dans fort peu de temps.

DES TROCHISQVES d'Hedycroüm.

Chapitre. VII.

Magmati nomen Crocus & colorem
Fecit, ut vires Asarum, Marumque,
Balsamũ, Nardus, Calamusque odorus,
Costus, Amomum.

LE Saffran a donné le nom & la beauté de couleur à ces Trochisques, les autres ingrediens ont chacun à l'envi apporté de leur part leurs puissantes vertus pour la perfection de cette composition. On se servoit autrefois de ces Trochisques pour des parfums, à cause de leur odeur agreable, que leur nom mesme denote, & on s'en pourroit bien servir encore aujourd'huy pour le mesme usage, mais on n'a pas accoûtumé de les preparer, que pour la Theriaque. Or parce que la plûpart des ingrediens de ces Trochisques se trouvent encore dans la description de la Theriaque, je diray ſeulement en cet endroit ce qui eſt neceſſaire touchant ceux qui ne s'y rencontrent pas, reſervant de parler de tous les autres en leur rang. La deſcription de ces Trochiſques eſt telle.

℞. Mari,
Amaraci,
Aſari,
Aſpalathi, ——— *ana*. ℥ ß.
Calami aromatici,
Schoenanthi,
Coſti,
Phu Pontici,
Cinnamomi,
Opobalſami,
Xylobalſami, ——— *ana*. ʒ vj
Malabathri,
Nardi Indicæ.
Caſſiæ ligneæ,
Myrrhæ,
Croci, ——— *ana*. ℥ j. ß.
Amomi, ——— ℥ iij
Maſtiches Chiæ, ——— ʒ ij
Cum vino generoſo fiant Trochiſci.

La preparation de ces Trochiſques eſt trop aiſée pour meriter que je la prescrive ; outre que plusieurs sans prendre la peine de les former, en confondent la dispensation parmi la totale de la Theriaque, ce qui se peut fort à propos Ie commenceray donc à décrire l'élection & la preparation particuliere des drogues qui suivent.

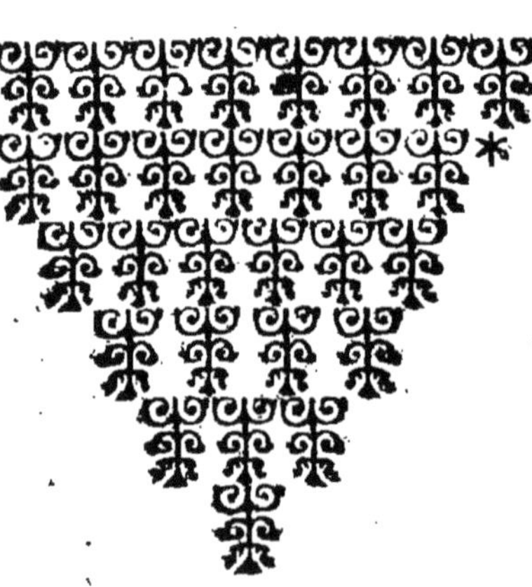

DV MARVM.

CHAPITRE VIII.

Quod Marum patres aliàs latebat,
Noſcitur parvo folio virente,
Cuſpidis forma, redolenti, amaro,
Flore rubente.

IL y a eu cy-devant diverſes opinions touchant le Marum, & toutes ſi diſcordantes & ſi incertaines, que la plûpart des Auteurs ont mieux aimé mettre le double poids d'Amaracus, ſecond ingredient des Trochiſques d'Hedychroüm, que de ſe ſervir à l'avanture de quelque autre plante: En quoy ils avoient quelque raiſon, puis qu'ils n'avoient pas la veritable connoiſſance du Marum. Mais nous aurions grand tort d'en uſer de la ſorte puis que nous le connoiſſons, & que nous pouvons le recouvrer fort aiſément. Le Marum eſt une petite plante ligneuſe fort odorante, ayant pluſieurs petits rainceaux rondelets & un peu velus, ſur tout vers les ſommitez, ſes feüilles ſont vertes & un peu blanchâtres, & fort petites, & non ſeulement pointuës, mais faites en la forme du fer d'une pique. Elles ſont arrangées à l'oppoſite les unes des autres, quelquefois une ou deux de châque côté, & quelquefois pluſieurs les unes dans les autres, & toûjours également & autant d'un coſté que d'autre. Il pouſſe aux ſommitez des épics approchans de ceux de la Lavende, d'où ſortent de petites fleurs purpurines fort odorantes. Le Marum eſt extremement acre & piquant, & laiſſe beaucoup d'amertume dans la bouche, d'où il peut avoir pris ſon nom de Marum, *quaſi amarum*, il en vient beaucoup aux Iſles d'Hyeres proche de Tolon en Provence. On en a auſſi beaucoup à Lyon dans des jardins, comme auſſi en pluſieurs autres villes de la France. Il en faut cueillir les ſommitez au temps que la plante eſt le mieux fleurie, & choiſir un beau temps pour cela, & en faire de petits bouquets qu'on enveloppera de papier blanc, & qu'on fera secher loin des rayons du Soleil, & en un lieu bien aëré, & estans secs, on rejettera ce qu'il y aura de tige, & on ne reservera que les feüilles & les fleurs, qu'on serrera dans une boëte pour s'en servir au besoin.

DE L'AMARACVS.

CHAPITRE IX.

Molle Sampſucum, ſatis eſt ubique
Cognitum, geſtat folium ſubalbum.
Candidos flores habet, & ſuavem
Reddit odorem.

LES ſentimens des Auteurs ont eſté fort differens touchant l'Amaracus, & ſans m'amuſer à les déduire, je puis aſſeurer que l'Amaracus eſt noſtre Marjolaine ordinaire, qu'on appelle auſſi gentille, en quoy conviennent les meilleurs Herboriſtes d'aujourd'huy; & tous les Apoticaires entendus, emploient cette petite Marjolaine dans les Trochiſques d'Hedychroüm, & j'ay crû le devoir faire ſans crainte de contradiction, puiſque je viens d'oſter tous les ſcrupules au ſujet du Marum, & que n'eſtant pas neceſſaire de luy ſubſtituer la Marjolaine, on n'eſt pas en peine de la faire entrer deux fois dans la compoſition de ces Trochisques. L'Amaracus est assez connu en France, n'y ayant gueres de jardin où il n'y en ait. Il y en a deux especes, une qui a les feüilles plus grandes, moins blanchâtres & moins odorantes, & l'autre qui les a moindres en grandeur, mais plus odorantes & plus vertueuses: Et c'est celle que nous appellons Marjolaine gentille, laquelle nous devons choisir presentement. L'Amaracus est une petite plante un peu ligneuse ayant plusieurs jettons, poussans plusieurs petits rainceaux si on les laisse croître, ses feüilles sont presque de la forme de celles de l'Origan, mais elles sont plus petites, plus blanchâtres, & plus delicates, ses sommitez en approchent aussi, mais elles sont moins grandes & plus blanches. On en cultive grande quantité en Languedoc & sur tout aux jardins de Nismes & des environs, où on la laisse monter en graine, laquelle on envoye en suite en Allemagne, où elle est fort en usage. Cette graine est fort petite, ronde & un peu longuette, & retire à la forme de celle du Plantain, elle est de couleur touffe, fort odorante, piquante & amere, de mesme que toute la plante. Il faut cueillir, secher, monder, serrer & employer les sommitez d'Amaracus de mesme que nous venons de dire du Marum.

DE L'ASARVM.

CHAPITRE X.

Incolit montes Asarum minutum,
Floribus rubris, folio virente,
Sola sed radix petitur, subalba,
Parvula, amara.

L'ASARVM, appellé communément Cabaret ou Nard sauvage, est assez connu en France, il vient dans les lieux ombrageux, sur les hautes montagnes du Dauphiné, du Languedoc & de l'Auvergne, comme aussi dans plusieurs jardins. C'est une bien petite plante, qui a ses tiges fort courtes, anguleuses & tendres, & ses feüilles vertes, rondes & pointuës par le bout, approchantes de celles du Lierre, mais elles ſont plus petites & plus rondes, & comme en forme d'Oreille : Ses fleurs ſont purpurines & en forme de clochettes, & ſortent prés de la racine parmi les feüilles, comme les fleurs de Violette, elles ſont fort odorantes, & c'eſt dans elles que ſe trouve la ſemence, en forme de pepins de raiſin apres ſa maturité. Il a pluſieurs racines fort déliées, tendres, anguleuſes, noüées, recourbées, & blanchâtres, qui ont une odeur forte, & un goût acre & un peu amer. Nous n'avons beſoin icy que de la racine, & pour bien faire il la faut cueillir en une ſaiſon convenable, qui eſt au commencement du Printemps, dés que les feüilles commencent à paroître. Car je trouve que cette ſaiſon eſt la plus propre de toute l'année pour cueillir les racines, parce qu'elles ont eu loiſir pendant l'Hyver, de faire proviſion d'un ſuc bon & vertueux, & ſont toutes diſposées pour le tranſmettre aux herbes, aux tiges, aux fleurs, & aux ſemences, qu'elles produiſent apres, ſi on ne les tire de terre.

Il y en a qui ne font pas difficulté de les arracher en Automne lors que les feüilles sont tombées & que la tige est sechée ; mais la racine ayant perdu la plûpart de sa vertu dans la production qu'elle vient de faire, n'a pas eu le temps de ramasser de nouvelles forces, lesquelles elle peut reprendre en suite si on la laisse tout l'Hyver dans la terre. Il faut aussi estre soigneux de les arracher environ la pleine Lune, qui est mesmes generalement le temps le plus avantageux pour la collection de toutes les parties des plantes. Ces racines ainsi cueillies, ont besoin d'estre bien lavées, & faut en suite choisir celles qui sont les plus blanches, les plus saines & les mieux nourries, & les ayant nettoyées doucement avec un couteau, tant de leurs filaments, que de toutes autres petites superfluitez, il les faut faire secher sur vn tamis en un lieu aëré loin du Soleil, & les serrer apres cela, pour s'en servir au besoin.

DE L'ASPALATH.

CHAPITRE XI.

Rarus est valdè Aspalatus, rubentem
Pallido mixtum referens colorem,
Sit gravis, densus, subamarus, acer,
Pinguis, odorus.

L'ASPALATH suivant plusieurs Auteurs est un bois pris d'un petit arbre épineux, pesant, massif, oleagineux, acre & amer, sa couleur est purpurine & marquetée, il est odorant, & fort approchant des vertus, du goût, de l'odeur, de la pesanteur, & de la forme du bois d'Aloës, à la reserve de la couleur purpurine, qui ne se rencontre pas au bois d'Aloës, qui est de couleur bien plus obscure. La rareté de l'Aspalath a esté cause, qu'on s'est mis en peine de luy substituer, les uns la semence d'Agnus castus, sans beaucoup de fondement, les autres le bois d'Aloës, les autres les Santaux; mais si on est curieux d'en faire venir de Marseille où de Lyon, on en pourra recouvrer aisément du veritable; quoy que la substitution du legitime bois d'Aloës, me sembleroit ne pouvoir gueres diminuer la vertu de ces Trochisques, puis que ce bois est fort approchant des vertus & des qualitez de l'Aspalath. Or ce bois n'a pas besoin d'aucune preparation, il suffit de le bien choisir pour le dispenser de la sorte: Si neantmoins il se trouvoit avec son écorçe, il la faudroit rejetter, & ne prendre que la partie la plus saine du bois.

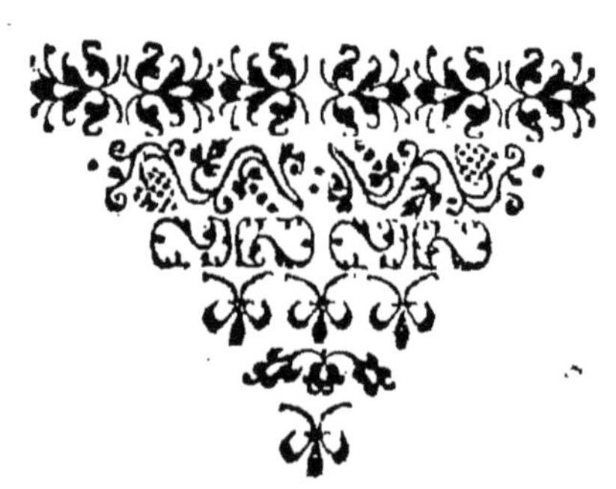

DV MASTICH.

CHAPITRE XII.

Lenta Lentiſcus, lacrymans, odoram
Maſtichem fundit, teneram, Chienſis,
Omnibus præſtat, levis eſt, & alba,
Lucida, pura.

LEs uns veulent que le Lentiſque ſoit petit, les autres veulent que ce ſoit un grand arbre. Ie veux croire que la diverſité des lieux où il croiſt en peut faire rencontrer les differences. Mais quoy qu'il en ſoit, tous les Auteurs ſont d'accord que c'eſt un arbre qui a les feüilles longues & verdoyantes toute l'année, qui a ſes rameaux gros & ployans, & le goût & la vertu fort aſtringens. Ils conviennent auſſi que le Maſtich ſort de l'arbre en inciſant ſon écorce, & que le meilleur ſe recueille dans l'Iſle de Chios. Le Maſtich eſt une gomme-reſine aſſez connuë des Apoticaires, qui ſe triture aiſément au mortier, y ajoûtant quelque petite goutte d'eau, qui aydant à ſeparer la contiguité des parties, rend pulverable cette gomme-reſine, laquelle auſſi devient molle, ductile, & adherante par le moyen de la chaleur. Le meilleur Maſtich eſt blanc & net, & en larmes fort tranſparentes ; ſon odeur & ſon goût ſont aſſez agreables. Et pour ce qui eſt de ces Trochiſques, il faut ſe contenter de choiſir les larmes les plus blanches, les plus pures & les plus tranſparentes, ſans autre preparation.

DV POIVRE LONG.

CHAPITRE XIII.

Hoc Piper gustum retinet rotundi,
Granulis constans simul ordinatis,
Pendulum, longum, solidumque, Macri
Nomine dictum.

LE Poivre long croît abondamment en Bengala. La plante qui le porte est fort semblable à celle du Poivre rond mâle, dont nous parlerons cy-apres, excepté qu'elle rampe par terre, ou du moins ne peut monter gueres haut, & que ses feüilles sont plus vertes & plus tendres, & que leur queuë est beaucoup plus courte. Quelques uns ont crû que le Poivre long estoit une grape de Poivre ordinaire, cueillie dans sa verdure & avant que les grains eussent pris leur accroissement. Mais quand nous ne serions pas asseurez du contraire par de fidelles relations, il est tres-aisé à juger que le Poivre long est un fruit

tout

tout different du blanc & du noir, & qu'il seroit impossible qu'il se trouvât si massif, si pesant, & si entassé, s'il n'avoit esté cüeilli dans sa maturité, & qu'il eut fallu que ces petits grains si bien arrangez & si adherans les uns aux autres, fussent bien plus éloignez les uns des autres pour pouvoir prendre leur accroissement. Le Poivre long est fait en forme de Chattons de Coudrier, de la longueur d'une datte, & de la grosseur d'un de ses noyaux, & de forme ronde : Il est composé de petits grains massifs, de la grosseur à peu prés des grains de Millet, merveilleusement bien arrangez & adherans les uns aux autres, & quoy qu'aisez à distinguer & à separer, ne font neantmoins qu'un mesme corps, & châque grain s'étend en pointe vers le centre, pour adherer à vn petit nerf, qui les tient tous unis ensemble, au haut duquel se trouve la partie qui luy sert de queuë, avec laquelle il est attaché à la plante qui le porte. Il a le goût du Poivre ordinaire, mais il est un peu plus moderé dans sa chaleur & dans sa siccité : Il est aussi estimé plus specifique contre les venins que les autres Poivres. Il le faut choisir bien nourri, bien massif, bien recent, & bien exempt de toute vermoulure : Il luy faut oster avec la pointe des ciseaux sa petite queuë, & le faut frotter doucement avec un petit morceau de toile rude, pour oster la poussiere, qui luy pourroit estre attachée, de laquelle on le couvre quelquefois malicieusement pour cacher sa vermoulure.

DE L'OPIUM.

CHAPITRE XIV.

Mittitur Thebis Opium subalbum,
Sole quod summo generat Papaver,
Optimum stillans, capiti virenti
Vulnere facto.

SI nous pouvions recouvrer aujourd'huy l'Opium dans sa legitime pureté, & tel qu'il nous est décrit par les Anciens, il ne faudroit pas se mettre en peine de le preparer. Car ce doit estre une liqueur distillant des grosses testes de Pavot incisées avant leur maturité, & recüeillie ou dans des vaisseaux ou dans des vessies. Cette liqueur est en sortant en forme de laict, & venant peu à peu à se coaguler, elle change insensiblement de couleur, & s'obscurcit par succession de temps. Ce que j'ay verifié autresfois moy-mesme, ayant incisé des testes vertes de Pavot dans le Languedoc : Mais comme le païs n'est pas si chaud que celuy de Thebes, & est par consequent moins propre pour cela, la peine en passe le plaisir & le profit, & nous sommes contraints de nous servir de celuy que les Turcs preparent & nous envoyent. Mais parce que tout l'Opium que nous recevons aujourd'huy est fort éloigné de la belle pureté dans laquelle il devroit estre, & parce que s'il n'est tout à fait un suc exprimé qu'on appelle Meconium, du moins il est extraordinairement augmenté de feces & de terrestreitez, nous ne pouvons ni ne devons pas l'employer dans la Theriaque ſans une exacte preparation. Mais avant qu'en venir là, il faut choiſir tout le meilleur Opium que l'on pourra recouvrer, qui eſt pour l'ordinaire de couleur tannée obſcure, il faut en prendre le plus pur, le moins grumeleux, le moins chargé de feces, & le plus luiſant au dedans lors qu'il eſt rompu; il doit eſtre d'une odeur forte & ſoporifere, & d'un goût amer. Ceux qui ont dit pour une bonne marque, qu'il ſe doit tout diſſoudre dans l'eau, ſe ſont grandement trompez, comme nous ferons voir dans la ſuite de ce Chapitre. Ceux auſſi, qui, aprés avoir mis en balance, ſi on doit ſe ſervir de noſtre Opium ordinaire, à la place des larmes qu'Andromachus a deſiré qu'on recherchat, & ſi on doit augmenter la quantité du noſtre en le ſubrogeant, ont neantmoins employé ſolemnellement dans leur Theriaque celuy que nous avons, ſans aucune preparation, meritent bien que je diſe qu'ils ont mal ſuivi l'intention de l'Auteur, & qu'ils ont tres-mal reſolu les queſtions qu'ils entreprenoient de decider.

Ie n'ay garde de blâmer ni Andromachus ni aucun de ceux qui ont ordonné les larmes de Pavot sans aucune preparation, parce qu'estans pures, on pouvoit fort à propos les employer de la sorte : Mais ceux qui ont donné pour une bonne marque de l'Opium, qu'il se doit tout dissoudre dans l'eau, n'ont jamais connu les parties dont il est composé : Ils sont neantmoins excusables, parce que la Chymie leur estoit inconnuë, & qu'ils n'avoient pas encore appris à separer les diverses substances des mixtes.

Or cela posé que les larmes d'Opium doivent estre pures, & que Andromachus a entendu qu'on les employât de mesmes, il faut sçavoir si nostre Opium est doüé de la mesme pureté, & si en l'estat qu'il est, il peut fournir la vertu que l'Auteur desire. La Chymie en découvre clairement la défectuosité ; car en reduisant l'Opium en la mesme pureté que doivent estre les larmes, elle en separe environ un tiers de terrestreïtez ou de feces inutiles. Puis donc qu'il est si feculent, executera-t'on l'intention de l'Auteur en l'employant tel qu'il nous eſt apporté ? Il ne faut pas eſtre gueres ſçavant pour juger, que s'il y a un tiers de feces, il manquera à la Theriaque un tiers de la vertu de l'Opium, & ce tiers de feces, au lieu d'eſtre utile, ſe trouvera tout à fait à charge à la compoſition ; & que pour remedier à cela, il faut artiſtement ſeparer & rejetter ces feces, & mettre à leur place autant peſant d'Opium reduit en la meſme pureté que pourroient eſtre les veritables larmes.

Ie ne pretens pas icy ni ailleurs me ſervir d'une platine de fer chaude pour faire évaporer la partie ſulfureuſe de l'Opium, ni de le couper en tranches minces, & les étendre dans une écuelle plate de terre vernie, & les mettre ſur un petit feu de charbon & les torrifier iuſques à ce qu'elles ſoient friables aux doigts, & que toutes les fumées du ſoulfre narcotique de l'Opium ſoient diſſipées, comme quelqu'un la voulu enſeigner : Ie croy que cette partie ſulfureuſe eſt ſi neceſſaire & ſi eſſentielle à l'intention d'Andromachus, & qu'elle eſt ſi digne d'eſtre conſervée dans l'Opium pour tous ses usages, que ce seroit trop entreprendre que de l'en vouloir separer : La nature n'a pas creé en vain cette partie resineuse & sulfureuse, sans laquelle l'Opium seroit un corps à demy mort : Que si en mesme temps elle a joint à cette partie resineuse & sulfurée, une partie aqueuse & terrestre, cela n'a esté que pour luy servir de compagne & comme de frein.

L'Opium doncques se trouvant composé de deux parties principales homogenes avec les parties des veritables larmes, sçavoir d'une resineuse & d'une aqueuse, & outre cela d'une partie heterogene à sçavoir les feces, il faut trouver les moyens de les separer artistement. Et pour y bien proceder il faut trouver deux divers menstruës, qui ayans similitude de substance, se puissent unir & puissent dissoudre dans eux la partie qui leur sera semblable. La substance aqueuse de l'Opium se dissoudra aisément dans de belle eau, en hachant l'Opium en petites pieces, & en le mettant dans une cucurbite de verre au

Bain-Marie, verſant par deſſus de l'eau juſques à ce qu'elle ſurnage de quatre doigts ; il faut alors mettre la cucurbite dans le Bain-Marie, & luy donner une chaleur entre tiede & boüillant, & l'y tenir durant deux ou trois heures, ayant couvert la cucurbite d'une ventouſe adaptée en forme de vaiſſeau de rencontre & lutée avec de l'Amidon & du papier, & les trois heures eſtans paſſées, & ayant déluté voſtre vaiſſeau, vous verſerez par inclination la liqueur, dans laquelle une bonne portion de la partie aqueuſe de l'Opium ſe trouvera diſſoute & la paſſerez chaudement par le papier gris dans un entonnoir de verre, & remettrez une pareille & nouvelle quantité d'eau ſur l'Opium qui aura reſté à diſſoudre, dans la meſme cucurbite, laquelle vous remettrez auſſi dans le meſme Bain, pour tout autant de temps qu'auparavant, & verſerez en ſuite de nouveau la liqueur par inclination & l'ayant filtrée chaudement la mélerez & la garderez avec la premiere. La partie reſineuſe qui n'a pû ſe diſſoudre ni s'unir avec l'eau à cauſe de la diſſimilitude de sa substance, s'accordera & s'unira fort aisément avec l'esprit de vin, avec lequel elle sympathise, & s'y dissoudra dans le mesme Bain, & passera toute par le papier gris avec ledit esprit en la filtrant chaudement & toutes les feces resteront dans la cucurbite, ou dans le papier. Il faut en suite méler les deux dissolutions filtrées, & les mettre dans une cucurbite de verre bien nette, & la couvrir de son alambic, & l'ayant luté avec du papier & de l'Amidon, & luy ayant adapté un recipient aussi luté, en retirer par le Bain-Marie tiede l'esprit de vin, qui montera à l'abord, & que vous pourrez garder, puis vous découvrirez la cucurbite, & vuiderez tout ce qu'elle contient dans une terrine bien vernie, laquelle il faut mettre sur un feu de cendres moderé, & l'y tenir tant que l'humidité soit presque évaporée, & que l'Opium soit reduit en une consistence d'extrait un peu solide. Cet Opium se trouvera tres-bien preparé, & possedera les mesmes vertus & les mesmes qualitez, que les pures & les veritables larmes doivent avoir.

Les meſmes qui ont écrit qu'il falloit torrifier l'Opium dans une écuelle juſques à la conſomption de ſa partie ſulfureuſe, ont eu encore moins de raiſon de craindre apres cela, qu'en en faiſant l'extrait avec l'eſprit de vin & qu'en retirant par diſtillation le meſme eſprit, il n'enlevât avec ſoy cette meſme partie ſulfureuſe, laquelle ils avoient déja oſtée par une voye bien plus violente ſans comparaiſon; leur raiſonnement ayant eſté ſans doute formé par les vapeurs ſoporiferes qu'ils venoient de faire ſortir de l'Opium, par la force d'un feu immediat, & qu'ils avoient humé plus abondamment que de raiſon, ne ſçauroit auſſi paſſer que pour une réverie dans l'eſprit de ceux de noſtre Profeſſion ou de ceux qui en peuvent avoir quelque connoiſſance; leur raiſonnement disje ſera tout autant mépriſé comme leur preparation erronnée le doit eſtre, & comme le doit eſtre auſſi la torrefaction de la poudre de Noix muſcates pour en tirer l'huile, ou l'uſtion de la corne de Cerf pour ſa preparation, qui ſont toutes enſemble des deſtructions & non pas des preparations. Mais je ſuis aſſeuré que les deux teintures eſtans ainſi jointes, & y procedant comme j'ay dit, l'eſprit de vin n'enlevera avec ſoy rien de conſiderable de l'Opium, & n'y a, ni precipitation de la partie reſineuſe par affuſion d'eau fraîche ſur la teinture faite avec l'eſprit de vin, ni autre voye plus innocente pour purifier & pour conſerver toutes les bonnes parties de l'Opium : Et je ſuis aſſeuré que non ſeulement pour la Theraque, mais pour toutes les compoſitions de Laudanum, il n'y a point de meilleure preparation d'Opium que celle-cy, ſauf à y ajoûter ſi on veut les extraits de Caſtor, de Saffran, ou autres ſemblables, leſquels extraits ne ſont pas neceſſaires dans la Theriaque, puis qu'elle a les meſmes drogues en ſubſtance.

Or la preparation que j'ay donné de l'Opium, fait bien voir que quand il eut eſté abſolument neceſſaire de retrancher ſa partie ſulfureuſe, on le pouvoit faire bien plus facilement & avec bien moins de dommage de la partie aqueuſe, puis que ſe contentant de tirer l'extrait de l'Opium avec de l'eau, dans laquelle la partie ſulfureuſe ne ſçauroit s'incorporer, à cauſe de la diſſimilitude de ſa ſubſtance, on laiſſoit la partie ſulfureuſe parmi les feces: Et neantmoins on eſtoit toûjours en eſtat d'en pouvoir profiter, & de la pouvoir retirer avec l'eſprit de vin: Au lieu que torrifiant l'Opium, comme on s'eſt imaginé qu'il falloit faire, on ne peut brûler & conſumer la partie ſulfureuſe, que la partie aqueuſe ne perde par meſme moyen une bonne partie de ce qu'elle pouvoit avoir de meilleur. Et j'offrirois tres-volontiers à ceux qui deſireroient d'avoir de l'extrait d'Opium dépoüillé de ſa partie reſineuſe, de le leur preparer ſuivant ma methode, & m'ayans ſeulement fourni l'Opium tout crû, je ne demanderois, pour toutes mes peines & pour toute ma dépence, que la partie reſineuſe qui pourroit reſter au fond du vaiſſeau, ou parmi les feces, laquelle ne manqueroit pas de me recompenſer ſuffiſamment de toutes choſes.

Ie diray ſur ce ſujet que le Souffre

de l'Opium eſtant de ſa nature chaud & inflammable, & eſtant le principal auteur de tous les effets de l'Opium, ceux-là ſe ſont bien trompez qui ont crû, qu'il eſtoit d'une ſubſtance froide, & que ſa vertu ſoporifere, ne provenoit que des qualitez froides qui eſtoient en luy; puis que nous voyons tous les jours que le vin beu par excés, ne manque pas de donner de l'aſſoupiſſement, lequel d'un commun conſentement, eſt attribué à l'eſprit de vin qui eſt ſulfureux & inflammable, & par conſequent chaud. Et les experiences ſouvent reïterées que j'ay veu de l'Opium extrait ſuivant ma methode, m'ont appris, que la vertu aſſoupiſſante qu'on croit de remarquer principalement en l'Opium, n'eſt pas celle qui eſt la plus conſiderable, mais bien cette vertu ſecrette, que ſon ſouffre luy donne, pour appaiſer tous mouvemens internes ſurnaturels, & pour fortifier les parties en ſorte qu'elles ſoient apres cela beaucoup plus propres à faire leurs fonctions. Et je ne m'eſtonne pas que les Turcs ayent accouſtumé de prendre juſques à une dragme d'Opium tout crû, lors qu'ils doivent aller à la bataille, ou lors qu'ils veulent faire quelque ouvrage qui demande le concours de toutes leurs forces, puis que l'Opium est bien capable de cela, sur tout en des corps qui s'y sont habituez : Et je puis dire d'avoir pris moy-mesme une fois par curiosité, le poids de six grains de mon extrait d'Opium, & d'avoir bien remarqué que mon sommeil ne fut pas plus long qu'à mon ordinaire, à sçavoir de cinq ou six heures, mais je reconnus principalement en moy une tranquilité interne si douce & si agreable que rien plus, & je me sentis en mesme temps tres-sensiblement fortifié, & fort en estat de faire toute sorte de fonctions, sans qu'il me restat aucune envie de dormir. Ie suis pourtant asseuré que j'en pouvois bien prendre une dose beaucoup plus grande, & qu'il ne m'en fut arrivé aucun accident : Cela m'estant tout confirmé par des experiences bien recentes, que je viens d'en faire depuis quelques mois, sur un homme d'une complexion assez delicate, âgé de trente-cinq ou quarante ans, homme d'esprit & connoiſſant les belles lettres, lequel profitant du conſeil d'un Docteur étranger, & qui avoit long-temps pratiqué en Turquie, a pris fort ſouvent de mon propre extrait d'Opium, juſques à en prendre des trois fois dans une ſemaine, & en a toûjours fait la doſe d'une demy dragme, qui peſe trente-ſix grains. Ie le connois pour un homme de probité & fort veritable dans ſes aſſertions: Et je ſçay de ſa bouche, qu'en en prenant la demy dragme que je viens de dire, à l'heure du ſommeil, & ſe couvrant bien, & ſe couchant tantoſt ſur le coſté droit, tantoſt ſur le gauche, il ſe trouve bien-toſt dans un ſommeil tres-doux & tres-agreable, & fait des ſonges tout à fait ſatisfaiſans, & que neantmoins ſon dormir ne ſe trouve jamais plus long qu'à l'ordinaire, & qu'étant éveillé il ſe trouve tout reſtauré & tout fortifié; que ſon ventre demeure reſſerré environ vingt heures durant, & qu'apres cela il a un benefice de ventre, & fait depuis les vingt premieres heures juſques à trente heures apres, juſques à neuf ou dix ſelles, fort doucement & ſans aucune contrainte, & qu'au bout des cinquante heures toute l'operation cesse; & que s'il en reprend de nouveau, il fait toûjours les mesmes effets. Il a neantmoins souvent remarqué, que s'il manquoit de se bien couvrir en se couchant, ou s'il s'endormoit à la renverse, il ne rencontroit pas la mesme tranquillité qu'il trouvoit, en se couchant sur l'un ou sur l'autre costé & en se couvrant bien, & qu'il faisoit alors des songes fâcheux & importuns; mais que pourtant tous les autres effets estoient presque semblables : Il a aussi remarqué, que si avant la fin des vingt premieres heures, il prend un clystere laxatif, qu'il ne manque point de vomir deux ou trois fois, apres quoy son ventre s'ouvre, & il commence à faire des selles; mais s'il prend un pareil clystere apres les vingt premieres heures, il ne luy arrive point de vomissement, & seulement son ventre s'ouvre. I'ay sceu aussi par des Docteurs fort dignes de foy, qu'ils avoient pris eux mesmes, & fait prendre tres souvent à leurs malades de l'extrait d'Opium dans une mesme maladie, non pas voirement en une si grande dose, mais qu'ils n'avoient jamais remarqué d'assoupissement extraordinaire, mais bien une grande tranquilité, & une pacification de tous mouvemens internes, & une suspension de toute sorte de fluxions ; qu'ils auoient toûjours recônu que celuy qui en avoit pris se trouvoit tout fortifié, & qu'il y en avoit eu de ceux là qui s'estoient plaints d'avoir eu en suite une erection toute extraordinaire : Ce qui correspond aussi à ce que j'ay appris, qu'on s'en sert en Turquie, entre plusieurs autres usages, pour exciter le coït, & pour multiplier la semence, ce qui ne m'est pas difficile à croire. Ie laisse à Messieurs les Medecins le soin de raisonner sur tous ces divers effets de l'Opium, qui meritent bien un attachement tout particulier pour en découvrir la veritable cause.

Mais revenans à nostre Theriaque, il faut se contenter de prendre dix-huit onces d'extrait d'Opium preparé comme nous venons de dire, à la place des veritables larmes d'Opium, qu'Andromachus a desiré qu'on y emploiât.

DES ROSES.

Chapitre. XV.

Inter hortenses Rosa munda flores,
Rubra duntaxat tibi sit petenda ;
Pura ficcetur, prius & subalbas
Reyce partes.

IL n'eſt pas neceſſaire que je décrive icy une infinité d'eſpeces de Roſes, dont parlent les Auteurs, la pluſpart deſquelles ſe trouvent mémes dans les Iardins : Il ſuffit de ſçavoir quelle eſpece de toutes nous devons choiſir pour cette compoſition, & de quelle maniere nous la devons preparer. Les Rouges, que nous appellons communément Roſes de Provins, l'emportent ſur toutes les autres eſpeces, & ce ſont celles-là que l'Auteur demande, comme les plus cordiales, qui ſont d'une ſubſtance plus compacte, & qui gardent leur vertu bien plus long-temps que toutes les autres: Il n'eſt pas non plus neceſſaire que j'augmente ce Traité par leur deſ-ſcription, ni par celle du Roſier qui les porte ; Elles ſont trop familieres, & trop connuës de tout le monde, pour avoir beſoin de ma plume ; Il ſuffit de dire qu'il les faut cueillir une heure ou deux apres le Soleil levé ; lors qu'elles ſont encore en gros boutons, & avant qu'elles ſoient épanoüies, & qu'il faut prendre autant qu'il ſe peut des premiers boutons, parce que ſi on attend ceux de la derniere ſaiſon, ils ſont d'ordinaire moindres en groſſeur & plus mal nourris, & par conſequent de moindre vertu. Il faut en ſuite couper & ſeparer avec des ciſeaux, la partie rouge des boutons d'avec la blanche qu'on appelle les ongles, & qui doivent eſtre rejettées de cette compoſition. Il faut auſſi faire ſecher au plûtoſt, & au grand Soleil, s'il y a moyen, cette ſeule partie rouge, & eſtant bien ſeche, il la faut ſerrer en méme temps dans une bouteille de verre, & la bien boucher avec de la cire, en ſorte que l'air n'y puiſſe point entrer qui ſeroit cauſe de leur corruption, & qu'il s'y pourroit engendrer des vers. Quelques-uns pour plus de precaution meslent parmi leurs Roses ainsi sechées, quelques petits morceaux de fer pour empécher que les vers ne s'y engendrent, laquelle methode n'est pas à rejetter, mais la plus asseurée, est d'éviter que l'air n'y entre pas. Cette partie rouge des Roses estant bien sechée & bien conservée, peut estre employée en tout temps pour la Theriaque, aussi bien que pour toutes autres compositions, & se trouvera toute l'année d'une parfaite beauté. Il y en a qui font secher ces Roses à l'ombre; Mais je sçay par experience, & par bonne raison, qu'elles ne peuvent estre si belles ni si bonnes que celles qui sont sechées au grand Soleil; parce que leur substance estant un peu compacte, & l'humidité superfluë ne pouuant assez-tost se dissiper à l'ombre, elle les altere & les ternit par trop long sejour, & leur fait perdre de leur vertu, aussi bien que de leur beauté: Ce qui n'arrive pas si vous les faites secher promptement & au grand Soleil, pourveu aussi que vous ayez soin de les retirer dés quelles seront seches, & que vous ne les y laissiez pas noircir & comme brûler, en les y tenant trop long-temps, aprés avoir esté suffisamment sechées.

DE L'IRIS.

CHAPITRE XVI.

Iridis radix, variante flore,
Tusca laudatur, redolens, acuta,
Sit carens rugis, grauis, atque in omni
Candida parte.

L'IRIS est assez connuë par tout. On la divise en deux especes, l'une domestique & l'autre sauvage. Et celle-cy se trouve encore de plusieurs especes en divers lieux. L'Iris a pris son nom de ses Fleurs qui sont de plusieurs couleurs, & qui imitent celles de l'Arc en ciel. L'Iris des Iardins a ses Fleurs plus bleuës & moins variolées que les autres, & a sa racine plus grosse & mieux nourrie que la sauvage, mais elle est bien moins odorante,

& bien moins vertueuſe, que celle-cy qui luy eſt preferable pour toute ſorte de raiſons. Parmi les ſauvages ; celle d'Illyrie & de Toſcane, ou de Florence, eſt la plus eſtimée, elle eſt parſemée de pluſieurs filamens & a ſon écorce rouſſatre, mais elle eſt fort blanche au dedans : Il la faut choiſir bien nourrie & non ridée, fort blanche, fort compacte, fort peſante, & bien nettoyée de ſes filamens, & de ſon écorce, un peu piquante & un peu amere à la langue, & d'une odeur douce, & fort agreable, & fort approchante de celle de la Violette. La racine eſt la partie la plus conſiderable de toute la plante, & c'eſt elle ſeule qui doit entrer dans cette compoſition : Et parce qu'elle nous eſt apportée toute mondée, elle n'a beſoin que d'eſtre bien choiſie pour eſtre bien diſpenſée, ſauf à la ratiſſer avec un coûteau, au cas qu'il y eut quelque endroit de la racine qui parut rouſſatre ou obſcur.

DV SVC DE REGLISSE.

CHAPITRE XVII.

Ex Glycyrriza, madida, recente,
Succus extractus, niger, & suavis;
Purus à filtro, petitur, levique,
Coctus in igne.

LA plante de la Reglisse que les Latins nomment Liquiritia ou Glycyrriza, c'est à dire douce racine, est assez connuë en France, où mesme elle est cultivée en divers endroits dans les jardins, mais la meilleure & la plus grande quantité nous est apportée de Portugal. On ne se sert en Medecine que de la racine, dont l'usage est autant & plus familier en France, que d'aucune autre drogue: Et pour cette cause, je ne m'arresteray pas à en faire la description, je me contenteray de donner la legitime preparation de ce qu'on appelle improprement Suc de Reglisse, qui n'est veritablement qu'un extrait. Sur quoy on doit remarquer que ceux-là font fort mal qui pour cette dispensation, employent le Suc de Reglisse qu'on prepare en diverses Villes de France ou d'Espagne, lesquels sucs n'estans gueres plus cherement achetez que la Reglisse méme, on peut aisement juger qu'il faut de necessité qu'ils soient beaucoup augmentez, puis que la meilleure & la plus recente Reglisse a peine de rendre le quart de son poids d'extrait. Or comme on se sert pour l'ordinaire des Gommes Tragacanth & Arabique, pour augmenter & pour bailler du corps à ce qu'on appelle Suc de Reglisse, cette augmentation pourroit bien estre admise en d'autres occasions que celle-cy, & entre autres pour retenir les fluxions qui tombent sur la poitrine, moyennant que leur preparation & leur mélange en soient artistement faits: Mais en ce lieu, qui demande un pur extrait de Reglisse, sans aucune addition estrangere, il faut estre curieux d'en preparer soy-méme l'extrait en la maniere suivante.

Choisissez des racines de Reglisse qui soient bien recentes, bien nourries, & bien jaunes au dedans, & les ayant

ayant bien mondées & bien nettoyées de toutes terreſtreïtez, vous les hacherez groſſierement, & aprés vous les concaſſerez & les écraſerez exactement dans un grand mortier : Mettez-les en ſuite dans un vaiſſeau de terre bien verni, & verſez par deſſus huit fois autant peſant de belle eau de fontaine, & ayant mis un couvercle ſur voſtre vaiſſeau, mettez-le ſur un feu moderé, en ſorte que la chaleur ſoit entre tiede & boüillant, & tenez l'infuſion dans la meſme chaleur pendant deux ou trois heures, leſquelles paſſées, faites prendre une petite ébullition à voſtre infuſion, & coulez & exprimez voſtre Regliſſe par une toile forte. Remettez en ſuite le marc exprimé dans le meſme vaiſſeau de terre, & verſez par deſſus ſix fois autant peſant de nouvelle eau, & remettez infuſer le tout ſur un meſme degré de feu qu'auparavant, & l'y laiſſez durant deux heures, & aprés une petite ébullition, coulez & exprimez de nouveau le tout, & meſlez vos deux liqueurs enſemble, & les paſſez chaudement par une chauſſe bien nette, ou par le papier gris, & les remettez dans le mesme vaisseau bien net, ou dans une terrine bien vernie, & en faites evaporer peu à peu l'humidité superfluë sur un feu moderé, en remuant de temps en temps avec une espatule, ou de bois, ou d'argent ou d'yvoire, & particuliement sur la fin, auquel temps sur tout, il faut bien ménager le feu, pour éuiter que l'extrait ne se brûle, & continuërez à l'y tenir, jusques à ce que le tout soit reduit à une consistance d'extrait un peu solide. Et pour lors, l'ayant osté de dessus le feu, & l'ayant laissé presque refroidir, vous le retirerez du vaisseau, & le serrerez dans un pot de fayance, ou autre bien verni, de grandeur convenable, ou bien dans une vessie renversée, & le conserverez en lieu sec, pour vous en servir au besoin, non seulement pour la Theriaque, mais aussi pour tous les autres usages; Vous pourriez aussi en former des rouleaux ou des pastilles à vostre volonté & les laisser secher à l'ombre étendus sur du papier sur un tamis.

DV BVNIAS.

CHAPITRE. XVIII.

Bunij quæres tenerum, rubescens,
Semen in campis, siliquis opertum,
Crassius, gustu feriens palatum,
Læve, rotundum.

PLUSIEURS ont crû, qu'il falloit prendre la semence du Navet domestique pour le Bunias : Mais quoy que ces semences ne soient pas beaucoup differentes, ni en forme, ni en vertu : I'estime neantmoins que le Bunias sauvage doit estre preferé au domestique, par la regle generale qui nous apprend que les plantes, & leurs parties, qui viennent d'elles-mesmes à la Campagne, doivent estre plus estimées que celles que nous cultivons dans nos Iardins. Il y a plusieurs especes de Bunias sauvage, à toutes lesquelles nous preferons celle qui a sa graine fort approchante de la graine du Navet domestique, sçavoir un peu grossette, ronde & de couleur purpurine brune, & d'un goust acre & piquant. Il faut cueillir cette graine dans sa maturité, & la faut separer de ses tuniques, ce qui sera fort aisé, si aprés avoir arraché des plantes entieres chargées de semence, on les met secher au Soleil, & si estans sechées on en frotte les gousses dans les mains sur un linge net, & si aprés en avoir osté toute la partie la plus grossiere des plantes, on vane sur une main de papier la semence qui se trouve meslée avec les petites parties des gousses, par lequel moyen les gousses s'envoleront, & la semence demeurera nette sur le papier & en estat d'estre serrée, ou d'estre dispensée quand on voudra.

DV SCORDIVM.

CHAPITRE XIX.

Scordium ſerram referens figura,
Allij necnon perhibens odorem,
Pallidis tectum folijs, rubente
Flore venuſtum.

SANS m'arreſter au ſentiment de ceux qui ont pris la plante de l'Alliaria pour le Scordium, je puis dire que le veritable Scordium eſt fort commun & fort connu en France. C'eſt une plante aſſez petite, aſſez molle, & aſſez tendre, ayant ſa tige quarrée, & ſes feüilles d'une couleur verte pâle, longuettes & un peu dentelées en forme de ſcie, ſa fleur eſt fort petite & de couleur bleuë pâle tirant ſur le rouge, ſortant parmi les feüilles, le long de la tige, & ſur tout vers les ſommitez, ſon gouſt eſt aſſez amer & deſagreable, & ſon odeur approche fort de celle de l'Ail, mais elle eſt bien plus moderée & ſent un peu le marécage. Le Scordium croiſt & ſur les montagnes & dans les plaines, mais on ne le trouve point que dans les lieux un peu aquatiques. Il fleurit en Eſté, & nous le devons cueillir lors qu'il eſt le mieux fleuri, & nous devons choiſir un beau temps pour cela, & environ la pleine Lune, & prendre les ſommitez de la plante, & en faire de petits bouquets, & les envelopper de papier blanc, & les faire ſecher en un bel air hors des rayons du Soleil, le plus promptement qu'il ſera poſſible, & le ſerrer enſuite pour le beſoin. Galien & pluſieurs autres Docteurs ont demandé le Scordium de Crete, & nous ſerions obligez de recourir à celuy-là, ſi nous n'en avions pas à ſuffiſance en France, & ſi nous ne rencontrions pas dans celuy que nous avons toutes les qualitez & toutes les vertus de celuy de Crete, dont les principales ſont d'eſtre fort cordiales, & de reſiſter aux venins, aux vers & à la pourriture.

DV XYLOBALSAMVM, du Carpobalſamum, & de l'Opobalſamum.

CHAPITRE XX.

Balſami lignum, tenerum, ſubalbum,
Cortice eſt tectum rubeo & virente,
Obſitum nodis, leve, ſurculoſum,
Acre, & odorum.

Flos cadit, ſurgunt calici tenello
Subdita bacca, tunicis refertæ,
In quibus ſemen latet, atque ſuccus
Aſper, odorus.

Manat ex ramis liquor arte cœſis,
Eſtque Reſinæ ſimilis, ſubalbus,
Arboris tantùm, vel Opos, peritis,
Nomine notus.

LA difficulté qu'il y a de recouvrer les veritables parties du Baume, eſt la ſource de toutes les diverſes opinions qu'on en a, juſques là que quelques-uns ont crû qu'il ne s'en trouvoit plus du tout. Ie ſuis neantmoins tout perſuadé que l'arbre du Baume n'eſt point perdu, & que s'il eſt fort diſſipé en la Vallée de Iericho ou en Galaad, il s'en trouve encore dans l'Arabie heureuſe, mais non pas ſi abondamment qu'il ſeroit à deſirer; D'où vient qu'eſtant fort rare, toutes ſes parties ſont fort cheres, & fort ſujettes à eſtre alterées & contrefaites, ſur tout l'Opobalſamum, qui eſt la partie la plus exquiſe de toute la plante. Et bien que j'aye chez moy de l'Opobalſamum qui me ſemble avoir toutes les principales marques que les Auteurs luy aſſignent, & lequel meſmes j'ay fait voir dans ma diſpenſation; I'ay crû neantmoins qu'il valoit mieux en cecy ſuivre le ſentiment des meilleurs Auteurs, & me ſervir de l'huile exprimée de Noix Muſcates (de la bonté de laquelle je ſuis tres-aſſuré, car je l'ay tirée moy-meſme toute pure,) que de me ſervir d'une liqueur fort ſujette à eſtre ſofiſtiquée, & qu'en effet on ſofiſtique aiſément.

Ie ne laiſſeray pas de donner cependant les veritables & les plus aſſeurées marques des parties du Baume, qu'on demande dans nostre Theriaque, qui sont le Bois, la Liqueur, & le Fruit, sous le nom de Xylobalsamum, d'Opobalsamum, & de Carpobalsamum.

L'Arbre du Baume est assez petit, & le bois qui en est coupé pour estre transporté, & qu'on nomme Xylobalsamum, n'est qu'en petits rameaux, qui sont fragiles, droits, & pleins de nœuds inégaux, ayans leur escorce rougeâtre en dehors, & verdâtre en dedans, au dessous de laquelle est le bois, qui est blanchâtre & moüelleux, & qui estant rompu rend une odeur soüeve & fort approchante de celle de la liqueur du Baume. Ce Xylobalsamum est un des ingredients des Trochisques d'Hedychroüm, à la place duquel nous substituons le veritable bois d'Aloës, plûtost que le Santal Citrin, comme quelques-uns ont pretendu.

Le Fruit du Baume nommé autrement Carpobalsamum, est fort semblable en grandeur, & en figure, & en couleur, au fruit du Terebinthe : Il est attaché à la plante par un petit calice, & eſt couvert d'une petite membrane de couleur fauve tirant ſur le rouge; Il a au dedans des autres tuniques plus épaiſſes, ſous leſquelles eſt contenuë ſa ſemence, pleine d'un ſuc jaune & mielleux; ſon goût eſt un peu amer & acre, & ſon odeur eſt agreable & approchante de celle de l'Opobalſamum : Il devient ridé, ſec, & ſans ſuc en vieilliſſant, mais il conſerve aſſez long-temps une grande partie de ſon goût & de ſon odeur : Nous ſubſtituons les Cubebes à ce Carpobalſamum, d'un general conſentement de tous les Auteurs.

La liqueur du Baume nommée Opobalſamum, eſt une Reſine liquide jaunâtre tranſparente, & d'une odeur approchante de celle de la Terebenthine, mais beaucoup plus agreable. Sa pureté ſe connoît, ſi lors qu'on en verſe une goutte dans un vaiſſeau plein d'eau, elle diſparoît pendant un moment, & incontinent apres monte & s'étend ſur la ſuperficie de l'eau, en forme d'une petite peau blanche, laquelle peu de temps apres, on peut aiſément ramaſſer avec la pointe d'un couteau, s'eſtant un peu épaissie & ayant perdu sa couleur jaunâtre, qui s'est changée en blanche. L'Opobalsamum estant apporté nouveau dans des bouteilles, est si penetrant qu'à peine peut-on supporter la force & l'acrimonie de son odeur : Ce qui est au haut des bouteilles, est toûjour plus liquide, plus clair, & plus pur, & estant separé du reste, & changé de vaisseau, devient bien-tost d'une odeur plus agreable : Celuy du milieu est moindre, & celuy du fond est encore de beaucoup inferieur; Vne goutte d'Opobalsamum pure versée sur du drap, y demeure dessus sans s'estendre & sans penetrer le drap, & se peut emporter avec de l'eau tiede, ou bien en frotant avec les doigts si on là laissée secher. On reconnoît aussi sa bonté & sa pureté, quand on en verse une goutte dans du laict; car outre qu'en s'y mélant & s'y incorporant en apparence, il monte & s'estend à l'abord sur la superficie, il fait cailler la partie du laict, qui luy est la plus voisine. L'Opobalsamum, se peut tirer en trois façons; la premiere & la meilleure se fait par l'incision de la plante, la seconde par decoction du bois & du fruit, & le troisiéme par distillation ; On incise les rameaux de l'arbre du Baume, pendant la Canicule, & l'Opobalsamum qui en sort est le veritable & doit estre preferé à tous les autres, comme estant le plus naturel, le plus odorant & le plus vertueux. Celuy qui est tiré par la decoctiõ du bois & du fruit, tient le second rang; Le dernier & le pire de tous est celuy qui est tiré par la cornuë, ou par le refrigerant, ou par la teste de More, perdant dans la distillation une bonne partie de son odeur & de ses meilleures qualitez. Toutes les parties du Baume sont un peu acres & ont presque une mesme odeur, & sont fort approchantes en vertu ; mais l'Opobalsamum surmonte de beaucoup en odeur & en vertu le bois & le fruit. La vertu de l'Opobalsamum, du Xylobalsamum, & du Carpobalsamum, est estimée si grande, tant contre la morsure des Serpens & des autres animaux venimeux ; que contre la peste, & contre tous venins & poisons, & mesmes pour guerir les blessures, & pour guerir une infinité de maladies externes & internes ; que nous avons grand sujet d'avoir du déplaisir d'en estre privez, & d'estre contraints à recourir à des succedanées, encore qu'il soit pl⁹ à propos de s'en servir que des parties incertaines du Baume.

Le bois d'Aloës, substitué au Xylobalsamum dans les Trochisques d'Hedycroüm, n'a pas besoin de preparation pour estre dispensé, mais doit estre bien choisi, de couleur tannée tirant sur le vert, pesant, massif, & onctueux; il doit rendre une odeur agreable estant brûlé, & doit estre un peu amer & un peu acre à la bouche.

L'Huile de Noix Muscates substituée à l'Opobalsamum, se doit preparer comme s'ensuit. Prenez par exemple deux livres de bonnes noix Muscates, bien pesantes, bien nourries, & bien lissées, pulverisez-les, & les passez par un tamis de crin un peu delié, puis en remplissez tout le creux d'un plat d'estain, & appliquez sur le plat ainsi rempli, le dessus d'un tamis aussi de poil de Cheval: Ce tamis doit estre d'une grandeur proportionnée, en sorte que le plat puisse entrer dans le cercle du tamis: Renversez alors le plat sur le tamis, tenant une main sous la toile du tamis pour le soustenir, & faites en sorte que la poudre de Noix Muscates se trouve sur le dos du tamis, & toûjours au dessous & dans le creux du plat, & mettez le tamis sur une bassine de mesure, dans laquelle y ait de l'eau qui boüille, & faites en sorte que la poudre de Noix Muscates en puisse bien recevoir la vapeur, & l'y laissez environ un bon demy quart d'heure, ou tant, que vous ne pûissiez plus souffrir la main contre le cul du plat, ce qui est signe que la vapeur de l'eau a bien penetré toute la poudre. Il faut cependant avoir apresté un petit sac de toile bien forte & bien serrée, qui soit bien cousu, & qui soit de grandeur suffisante pour contenir la poudre échauffée, & qui soit encore assez grand pour estre fermement lié par le haut, lors que vous y aurez mis vostre poudre, & faut avoir tenu le sac sur le cul du plat tandis qu'il estoit sur le feu; il faut aussi avoir fait chauffer à part les platines de la presse, & dés que vous ne pourrez plus souffrir la main contre le cul du plat, tirez le tamis de dessus l'eau boüillante, & mettez le plus promptement & le plus habilement que vous pourrez, la poudre dans le ſachet, & en liez l'embouchеure avec une bonne fiſſelle, tout juſtement au deſſus de la poudre, tenant d'une main le ſachet rempli de la poudre, ſuſpendu au deſſus du feu de voſtre fourneau, durant ce petit intervalle, afin de conſerver la chaleur de la poudre. Mettez dés lors le ſachet entre les deux platines bien chauffées, comme nous avons dit, & le tout dans la preſſe, & l'exprimez le plus diligemment & le plus fortement que vous pourrez, & vous aurez à l'abord une huile fort claire, fort jaune, & fort odorante, qui ſe congelera bien-toſt, & ſe trouvera apres d'une belle couleur jaune, tirant ſur le rouge. On doit eſtre aſſeuré, que ſuivant cette methode, les Noix Muſcates rendent tout ce qu'elles ont de bon ſans aucune perte de leur vertu, ni d'aucune partie de leur bonne ſubſtance : Ce qu'on ne pourroit éviter ſi on ſe ſervoit de toute autre chaleur que de celle du Bain Vaporeux. Et je n'ay garde d'approuver la methode ridicule que j'ay veu pratiquer à quelqu'un, ni de donner conseil de torrifier comme luy la poudre de Noix Muscates dans un poîlon sur un feu de charbons : Car outre la perte du plus volatil & de la meilleure partie des Noix Muscates, on ne retireroit, comme luy, que la moitié de l'huile, qu'on peut tirer aisément par la voye que j'ay enseignée, & encore cette moitié se trouveroit fort obscure, & comme on dit cuite au beurre noir, & seroit une veritable destruction, bien loin d'estre une preparation.

Les Cubebes substituées au Carpobalsamum, ressemblent fort au Poivre noir, excepté leur queuë; leur goût est acre & aromatique : Il faut choisir les grains les mieux nourris, & leur couper toute la queuë, avec la pointe des ciseaux pour toute preparation.

DV CINNAMOME.

CHAPITRE XXI.

Fertur ex Ceylan leve Cinnamomum,
Subrubrum ſumes, penetrans, acutum,
Sit recens, longum, cerebroque gratum
Spiret odorem.

PRESQUE tous les anciens Auteurs qui ont écrit du Cinnamome, n'en ont pas eu la veritable connoiſſance, & en ont parlé ſi diverſement & ſi confuſément, que celuy qui s'attacheroit à leurs écrits, auroit plus de peine à reconnoître une drogue qui nous eſt tres-familiere, que de recouvrer toutes les veritables parties du Baume, dont nous venons de parler. Les Hollandois & les Portugais modernes, ont deſſillé nos yeux, & nous ont manifeſté des veritez, qui eſtoient auparavant fort ambiguës, & qui ſe trouvoient auſſi difficiles à comprendre que les Oracles des fauſſes Divinitez des Payens. Ces Hollandois & ces Portugais s'estans rendus les possesseurs de plusieurs Païs dans les Indes, ausquels la Cannelle croît naturellement, de mesme que le Girofle, la Muscade, le Poïvre, & plusieurs autres aromats, ont eu le moyen de nous en apprendre la pure verité.

C'est donc une chose tres-asseurée, que ce que nous appellons aujourd'huy, Cannelle, est le veritable Cinnamome des Anciens. La meilleure Cannelle croît en l'Isle de Ceylan, qui est en la partie Meridionale des Indes, & qui a deux cents lieuës de tour & a sa figure en forme ovale, suivant le rapport des Cosmographes. Cette Isle est fort belle, & fort ornée de plusieurs montagnes produisans quantité d'arbres; elle a aussi de fort belles & de fort vastes plaines, & est arrosée de belles rivieres & de plusieurs fontaines, & est fort peuplée d'hommes, & est fort abondante en oyseaux & en bestes à quatre pieds, & produit une infinité de fruits croissans sans aucune culture, & entre autres plusieurs aromats, parmi leſquels les Arbres qui portent la Cannelle tiennent le premier rang : Ils y naiſſent en ſi grande quantité, & y multiplient ſi fort, que non ſeulement il y en a pluſieurs grandes foreſts, mais on eſt contraint de les brûler en partie de temps en temps, pour arreſter leur étenduë.

L'arbre qui porte la Cannelle eſt de la groſſeur & de la grandeur d'un Oranger, & a pluſieurs branches longues, droites, épaiſſes, & ſans nœuds, arrangées merveilleuſement bien, deſquelles ſortent encore des petits rameaux couverts de feüilles aſſez grandes, & aſſez approchantes de la forme de celles du Laurier Ceriſe, qui ſont attachées deux à deux par de petites queuës, & eſtans un peu plus larges prés de leur pied, vont terminant en pointe, & ont chacune trois ou quatre nerfs en long comme ceux du Folium Indum. De ces petits rameaux ſortent pluſieurs petites fleurs blanches & odorantes, aprés leſquelles naiſſent certains fruits, de la grandeur & de la forme des Olives, qui verdoyent au commencement, mais qui deviennent noirs & reluisans lors qu'ils sont parvenus à leur maturité. De ces fruits, ou naturellement par la chaleur du Soleil, ou bien par un feu artificiel, distille une liqueur verdâtre, acre, amere, & oléagineuse, approchante au goût, & à l'odeur, de celle qu'on tire par artifice de la Cannelle, mais elle est de beaucoup inferieure en toutes choses. Le bois de l'arbre de Cannelle n'a ni goût ni odeur, & envoye toute sa principale vertu à l'écorce, laquelle estant recente semble estre double, ayant sa superficie grisâtre, fort odorante & fort aromatique, & le dedans de la couleur ordinaire de la Cannelle, & mesmes se peut pour lors diviser en deux écorces de couleur differente : mais estans sechées conjointement elles sont inseparables & passent pour une mesme écorce, la couleur grise s'estant changée en sechant en la couleur ordinaire. Et c'est une chose fort remarquable, que lors que la Cannelle est tout fraîchement separée de l'arbre, elle a fort peu d'odeur, mais elle luy vient en sechant, & ne se trouve bien parfaite que trois mois aprés avoir esté recueillie. Si on separe l'écorce grisâtre tandis qu'elle est recente, celle qui est dessous demeure fort lissée. On couppe cette écorce en longues lamines, & on l'expose au Soleil pour la secher, là où elle dedevient rousse & prend la forme de canne. L'arbre dépoüillé de son écorce demeure d'ordinaire trois ans à en reformer une nouvelle, qui se trouve aprés tout aussi bonne que la precedente. Ceux du païs tirent de sa racine un suc fort approchant du Camphre; Le Cinnamome ou Cannelle doit estre d'un goût fort piquant & fort agreable, de mesmes que son odeur, & doit estre d'une couleur rousse tirant sur le rouge, assez vive. L'écorce la plus déliée, la plus piquante & la plus aromatique est à preferer à toute autre, & n'a besoin d'aucune preparation pour estre dispensée.

DE L'AGARIC.

CHAPITRE XXII.

Agarus verùm dedit Amnis olim
Nomen huic fungo; Levis esto, amarus,
Candidus, rarus, tener, atque toto
Corpore purus.

L'AGARIC est une excroissance naissant en forme de potiron sur plusieurs sortes d'arbres, & principalement sur les vieux & sur leurs troncs, ou sur leurs plus grosses & plus vieilles branches. Mais outre que tous arbres ne sont pas propres à produire le bon Agaric, & que de deux especes qu'on constituë, sçavoir le mâle & la femelle, le premier est à rejetter pour la Medecine, & sur tout pour nostre Theriaque, & qu'on doit prendre la femelle: Il faut sçavoir que l'arbre nommé Melese, est celuy sur lequel il la faut chercher pour avoir la meilleure. Et bien que la Sarmatie, & dans elle la Province nommée Agarie (à cause du fleuve Agarus qui l'arrose) ait la gloire d'avoir produit de fort bon Agaric, & qu'elle en puiſſe encore produire aujourd'huy ; & la gloire d'avoir pris le nom de l'Agaric, ou de le luy avoir donné, nous en pouvons bien trouver ailleurs d'auſſi bon, & principalement ſur les montagnes de Trente, & meſmes ſur celles du haut Dauphiné qui ſont les anciennes Alpes. Mais il n'importe gueres de ſçavoir ſon païs natal, le plus neceſſaire eſtant de le ſçavoir bien choiſir, pour prendre le meilleur en rejettant le pire. L'Agaric mâle eſt d'ordinaire jaunâtre, maſſif, peſant, compacte & tenace, & opposé en toutes ſes marques à l'Agaric, nommé femelle, lequel eſt tantôt rond, tantôt un peu long, tantôt gros & grand, tantôt mediocre, & tantôt petit ; En quoy neantmoins l'Agaric mâle pourroit auſſi convenir, auſſi bien qu'en la ſuperficie qui eſt d'ordinaire griſâtre en l'un & en l'autre : Mais l'Agaric femelle a ſa ſubſtance fort blanche, fort rare, fort legere, & fort friable : Il faut choiſir les plus groſſes pieces, & en ôter avec un coûteau la fine écorce, qui a eſté obſcurcie par les injures du temps, que l'Agaric a souffert sur l'arbre. Et si aprés avoir ôté l'écorce, vous trouvez que la piece soit bien blanche au dedans, d'une substance nette, rare, & legere, & par tout friable, d'un goût tant soit peu doux à l'abord, mais bien-tôt aprés fort amer & d'une odeur fort penetrante & montant jusques au cerveau, dispensez & employez hardiment les pieces qui auront ces marques qui sont toutes essentielles, & n'en cherchez pas davantage, & ne vous servez d'aucune autre preparation. Car il n'est pas besoin d'en faire des Trochisques ni pour le pulveriser ni pour le corriger, puis qu'on peut trouver la satisfaction sur ces choses dans la derniere preparation de la Theriaque.

DE

DE LA MYRRHE.

CHAPITRE XXIII.

Myrrha confractis lacrymis, dat ungues
Candidos, nares ferit. Esto pura,
Concolor, mordax, levis, & rubescens
Pinguis, amara.

LES sentimens des Auteurs sont fort differents au sujet de la Myrrhe, tant pour son lieu natal, que pour la forme de l'arbre qui la produit, & mesmes pour ses diversitez. La pluspart neantmoins sont d'accord, qu'elle sort d'un grand arbre, par des incisions qu'on luy fait, & que celle qui vient aux Troglodites est la meilleure de toutes. La Myrrhe est une Gomme-resine, laquelle estant recente, doit estre un peu verdâtre tirant sur le rouge, grasse, odorante, acre, mordante, & amere, & estant rompuë doit avoir au dedans des marques blanchâtres, comme des coups d'ongles, & au reste fort égale en sa couleur, pure, & nette, & en quelque sorte transparente. Or bien que quelques-uns ayent crû, que nous ne pouvions pas recouvrer cette veritable Myrrhe, je suis tres-asseuré du contraire, en ayant employé dans ma Theriaque d'aussi belle & d'aussi legitime qu'on auroit sçeu desirer, & en ayant mesmes encore de reste qui est si remplie de toutes les bonnes marques qu'elle doit avoir, qu'il n'y a pas lieu de revoquer en doute qu'elle ne soit tres-bonne: I'avoue bien que toute la Myrrhe, que les Espiciers vendent, n'est pas de la qualité requise: Mais je suis persuadé que la vieillesse, ou les injures du temps qu'elle peut avoir souffert sur l'arbre ou dans les magasins, luy ont consumé une partie de sa graisse & une partie de sa vertu: Mais avec tout cela pour vieille qu'elle soit, elle retient encore quelques-unes de ses marques, & entre autres l'amertume, & la couleur tirant sur le rouge, les coups d'ongles & une partie de son odeur. Dont je ne suis pas étonné; Car puis qu'elle est capable de preserver les corps morts de pourriture, elle peut bien en quelque façon se conserver long-temps elle mesme sans une entiere destruction : Mais celle qui a esté recueillie en son temps & sans estre dissipée, ni par le Soleil ni par les pluyes, & qui nous est apportée assez recente, se trouvera toûjours fort legitime, & sera doüée des qualitez requises.

Quant à cette Myrrhe que les Evangelistes ont écrit avoir esté presentée à nostre Seigneur par les Mages venus d'Orient, il n'y a pas grande apparence que ce fut la mesme dont nous venons de parler; Et quand on auroit la pensée que ce fut ce que plusieurs Auteurs ont nommé Myrrha Stacte, & qu'ils ont dit coûler toute liquide, par l'incision de l'arbre, de mesme que la Myrrhe ordinaire; Le goût & l'odeur fâcheuse de toutes ces deux sortes de Myrrhe, me font bien juger, qu'il falloit que ce fut quelque chose de plus agreable, & que ce pouvoit estre plûtost de Storax en larme, ou de la Tacamahaque sublime, ou de l'Opobalsamum, ou bien quelque autre Gomme ou Resine fort odorante & fort precieuſe qui nous peut eſtre inconnuë.

Noſtre Myrrhe n'a beſoin d'aucune preparation pour eſtre diſpenſée ; Et faut ſe contenter de la choiſir la plus recente qu'on pourra , eſtant non ſeulement en larmes pures , mais ayant toutes les marques que nous venons de décrire.

DV COSTVS.

CHAPITRE XXIV.

Ex tribus tantùm celebratur albus,
Densior Costus, penetrans, acutus,
Vergit ad Buxum, gravis, atque dulci
Iungit amarum.

DE trois especes de Costus que les Auteurs ont décrites, à sçavoir l'Arabique, l'Indique, & le Syriaque, nous n'en trouvons aujourd'huy qu'un, lequel a neantmoins les meilleures marques de tous les trois; D'où vient que les uns l'ont pris pour une espece, les autres pour une autre. Mon sentiment est que tous les Costus ont esté la racine d'une mesme plante, naissant en divers endroits du monde, & que mesmes il auroit pû arriver, que le Costus croissant en divers endroits d'un mesme païs, auroit aussi rencontré quelque diversité de forme, de couleur & de saveur, suivant la diversité de la terre, de laquelle il auroit pris nourriture, de mesmes que nous remarquons & au bled & à la vigne, & à toute sorte de plantes, ausquelles une terre plus humide ou plus seche, plus grasse ou plus sablonneuse, & plus ou moins montueuse, en changera non seulement la forme, mais mesmes le goût & la vertu.

Le Costus qui nous est apporté est une racine assez épaisse & bien nourrie, de la grosseur du pouce, quelques-fois plus & quelques-fois moins; Et comme elle ne nous est pas apportée entiere, sa longueur n'est pas reglée, mais la plus longue va rarement à un demi-pied, sa couleur est blanche tirant sur celle du Buys, son goût est mélé de quelque douceur & de quelque amertume avec un peu d'acrimonie, estant d'ailleurs odorant & aromatique. Ce Costus outre qu'il est constamment receu de tous dans la Theriaque, me semble aussi tres-legitime.

Nous trouvons aussi chez les Espiciers une autre espece de Costus qui n'est que l'écorce d'un arbre, grise & raboteuse en dehors, & pleine de fissures à tors & à travers, mais blanche au dedans, mediocrement épaiſſe, & un peu plus que la Cannelle, à laquelle elle reſſemble en forme, eſtant au ſurplus fort aromatique & aſſez approchante du goût & des qualitez du veritable Coſtus. Ce dernier Coſtus eſt appellé Corticoſus; Et bien que je l'eſtime fort vertueux, neantmoins eſtant l'écorce d'un arbre & non pas une racine, & n'ayant pas la forme du veritable Coſtus, il doit eſtre delaiſſé pour prendre celuy que j'ay décrit, & il ne doit eſtre diſpenſé ni employé dans la Theriaque qu'au deffaut du veritable dont je me ſuis ſeruy, m'eſtant contenté de le choiſir bien recent, & bien nourri, & ayant toutes les marques que j'ay dites; L'ayant neantmoins bien mondé & bien nettoyé avec la pointe d'un couteau de toutes ſuperfluitez & de toutes les parties qui ne ſont pas veritablement bonne racine.

DV SAFFRAN.

CHAPITRE XXV.

Sit recens noster Crocus, atque mundus,
Purpuræ lumen referat colore,
Impetat linguam, cerebrum citoque
Tundat odore.

LES Auteurs ont eu ſouvent raiſon de deſigner le lieu le plus avantageux pour la naiſſance des plantes, & de remarquer la preparation que leur peuvent donner ceux qui les recueillent : Sur ce fondement ils ont tantoſt demandé l'Iris d'Illyrie ou celle de Florence, tantoſt le Perſil de Macedoine, tantoſt la Valeriane de Ponte, tantoſt le Dictame de Crete, & ainſi de pluſieurs autres ; Et parmi tout cela, ils n'ont pas auſſi manqué de deſigner un lieu natal au Saffran, faiſans le choix du Corycien : Et j'avouë, que nous ſerions obligez de le rechercher, ſi la France ne nous en fourniſſoit non ſeulement de fort excellent, mais ſi mesmes dans quelques-unes de ses Provinces, il n'y avoit des lieux ausquels les Habitans qui le recueillent, n'oublient rien pour sa premiere & legitime preparation, & nous delivrent de toute crainte des sofistiquations, qu'autresfois on se mettoit en peine de pouvoir découvrir. Le Saffran du Gatinois & celuy d'Orange, tiennent sans contredit le premier rang parmi tous ceux de France, & je suis assuré qu'ils ne cedent en rien à aucun autre Saffran de quelque endroit du monde qu'il puisse venir l'ay employé celuy d'Orange dans ma Theriaque, le preferant aux autres pour diverses raisons; La premiere parce que le climat qui approche le plus du Midy, est toûjours plus propre pour la nourriture des plantes aromatiques; La seconde est que je sçay par une longue experience, que ceux qui l'y recueillent sont incapables de le frauder, & qu'ils sont d'ailleurs fort adroits à le secher promptement, & à luy conserver toute sa beauté & toute sa vertu; En troisiéme lieu, j'avois plus de facilité pour y faire choisir de celuy, qu'on appelle de la bonne année, ou de l'année du bon poil, qui eſt la ſeconde année aprés que les bulbes ont eſté replantées; le poil du Saffran de cette année-là, eſtant de beaucoup plus gros & mieux nourry, que celuy de la premiere ni de la troiſiéme année. Ie pouvois auſſi le faire venir plus commodément incontinent aprés avoir eſté recueilli, qui eſtoit dans le mois d'Octobre dernier. Ce Saffran m'a eſté envoyé fort beau, & bien nourri, haut en couleur, & aſſez net; Mais cela n'a pas empéché que je ne l'aye fait tout repaſſer un poil aprés l'autre, pour en oſter avec la pointe des ciſeaux le petit pied jaune, & pour n'y laiſſer que la partie purpurine, qui ne cede à aucune écarlate en vivacité de couleur. Et je puis aſſeurer que tous ceux qui l'ont veu, l'ont trouvé parfaitement beau & bon.

Ie ne m'arreſteray pas icy à décrire exactement les Bulbes qui portent le Saffran qui ſont rondes, & de ſubſtance blanche & ſolide, & qui ſont couvertes d'une certaine chevelure rouſſe, non plus qu'à décrire les fleurs de couleur de gris de lin, du milieu desquelles sortent trois poils de Saffran dependans d'une petite queuë par laquelle ils adherent au bas de la fleur: Ie ne m'arresteray pas non plus à faire connoître l'herbe longue, étroite, de couleur verte obscure, qui sort aprés que les Bulbes ont poussé les premieres fleurs pendant quelques jours, & parmi laquelle les dernieres fleurs naissent & qui demeure verdoyante depuis sa naissance, qui est au mois d'Octobre, jusques au mois d'Avril ou de May suivant, auquel temps elle meurt sur la plante. Il n'est pas non plus necessaire que je décrive la façon de planter & de replanter ces Bulbes, & d'en recueillir la fleur, & d'en separer & secher le poil, me contentant d'en avoir marqué l'election & la preparation necessaire.

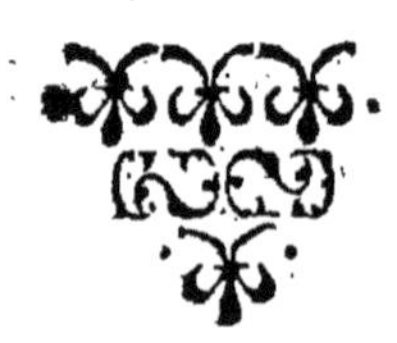

DE LA CASSIA lignea.

Chapitre XXVI.

Ligneæ nomen dedit vsus isti
Cassiæ; est nostro quia Cinnamomo
Densior: Summè varians, quòd ore
Mansa liquescat.

CE que nous avons dit cy-devant touchant le Cinnamome ou Canelle, abbregera beaucoup ce que nous avons à dire de la Cassia-lignea, & nous eussions mesmes pû comprendre le tout dans un mesme Chapitre, si nous n'eussions jugé plus à propos d'en faire un discours à part, pour faire mieux connoître la diversité des arbres, & la difference des écorces du Cinnamome, d'avec cette Cassia-lignea; touchant laquelle, les sentimens fort vagues & incertains de la pluspart des Auteurs, ont long-temps embarrassé les esprits; & nous serions encore dans la mesme peine, si les Hollandois & les Portugais ne nous en avoient tiré, en nous apprenant ce que c'est.

Il est donc tres-asseuré, que les arbres qui portent la Cannelle, & ceux qui portent la Cassia-lignea, viennent pêle-mêle dans l'Isle de Ceylan ; & que ce sont des arbres naissans naturellement & sans culture, de mesme grandeur, de mesme grosseur, & de mesme figure, tant pour les branches que pour les feüilles. Les écorces de Cannelle & de Cassia-lignea sont de mesme forme & de mesme couleur, & se recueillent & se sechent d'une mesme façon ; leur goût aromatique & piquant est fort peu different, leur époisseur aussi est fort peu dissemblable ; la Cassia-lignea l'emportant fort peu sur la Cannelle, & se trouvant mesme de Cassia-lignea fort déliée ; Mais l'essencielle & la principale difference, est que la Cassia-lignea estant mâchée devient gluante dans la bouche, & s'y détrempe & liquifie peu à peu sans y laisser aucun bois : Ce qui n'arrive pas à la Cannelle, laquelle y laisse toûjours le sien. Et par ceci on peut voir combien se sont abusez ceux, qui ont crû, que les écorces de Cannelle & de Cassia-lignea se recueilloient l'une sur l'autre sur un mesme arbre. La Cassia-lignea n'a besoin d'aucune preparation pour estre dispensée : Il faut se contenter de la choisir bien recente & bien vive en couleur, fort piquante, fort odorante, & fort aromatique & fondant dans la bouche.

DV SPICA-NARD.

Chapitre. XXVII.

India Nardus, leuis, & comata,
Cyperum forti referens odore,
Vergit ad rubrum, retinetque vires,
Acris, amara.

LE Spica-Nard croît aux Indes, c'eſt pourquoy on l'appelle Nard Indique ; ſes racines ſont fort petites & fort menuës, d'où ſortent pluſieurs épys deſſous & à fleur de terre, qui pouſſent une tige longue & mince. Il y a grande contradiction parmi les Auteurs, & touchant ſon lieu natal, & touchant ſes diverſitez, mais il importe fort peu de ſçavoir d'où on nous l'apporte, pourveu qu'il ſoit le legitime, & qu'il poſſede toutes les marques & toutes les qualitez neceſſaires. Il eſt arrivé auſſi que lors que quelques Medecins ont ordonné la racine de Nard Indique ſans parler de l'épy, que quelques-uns ont employé les petits filamens qui ſont en forme de racine au deſſous de l'épy : Mais s'ils euſſent conſideré que la petite racine du Nard eſt ſous les épys de meſme que les petites racines en forme de filamens ſont au deſſous de l'Oignon, ou de l'Ail, & que les épys ſervent non ſeulement de racine à la plante, mais ſont la ſeule bonne partie qu'elle contient, ils n'auroient pas delaiſſé ces bons épys pour prendre des racines privées de vertu, & qui doivent eſtre abſolument rejettées. Or bien que je n'aye jamais veu ſur la plante le Spica-Nard des Indes, j'en ay eſté aſſez éclairci, par la veuë du Nard de montagne que j'ay cueilli moy-meſme autrefois ſur le mont Genebre en Dauphiné vers les frontieres du Piémont, ayant remarqué que ſes épys ſont entaſſez les uns prés des autres dans la terre & prés de ſa ſuperficie, fort approchans de la forme de ceux du veritable Nard des Indes, mais fort diſſemblables ſur tout en odeur, le Nard de montagne en étant tout à fait dépourveu, & ayant une partie ligneuſe au dedans de ſes épys, qui ne ſe rencontre pas au Nard des Indes.

Or eſt-il que nous ne voyons dans les Magaſinsde France qu'une ſorte de Spica-Nard des Indes, tellement qu'il n'eſt queſtion que de le bien choiſir, & d'éviter qu'il ne ſoit chargé de pouſſiere & de vieilleſſe, & de prendre garde qu'on n'aye mélé parmi des épys du Nard de montagne, dont je viens de parler, & qui ſont aſſez aiſez à dîcerner, principalement par leur partie ligneuſe. Le veritable Nard des Indes doit avoir ſes épys longuets, de couleur jaune tirant ſur le purpurin, les poils de l'épy doivent eſtre longs & odorans & approchans de l'odeur du Souchet ou Cyperus, leur goût doit eſtre un peu amer, & un peu acre, & doit deſſecher la langue, & doit laiſſer en ſuite la bouche remplie d'une odeur aſſez agreable. Ce ſont là les veritables marques du Nard des Indes, leſquelles j'ay ſouvent rencontrées au Nard qui ſe trouve dans les Magaſins, & en dernier lieu en celuy que j'ay employé dans ma Theriaque : Le plus grand mal ayant toûjours eſté, en ce que les Epiciers le chargent pour l'ordinaire de pouſſiere, laquelle étant ſeparée & rejettée avec les autres ſuperfluitez, on n'en peut gueres trouver que quatre onces de beau & en état d'estre dispensé dans une livre toute entiere, de la sorte que nous l'achetons. Apres avoir bien choisi le Spica-Nard suivant que je viens de dire, il en faut prendre les plus beaux & les plus grands épys, & les plus hauts en couleur, & en oster la partie du milieu, qui consiste en certains filamens plus pâles que les autres poils de l'épy, & qui s'arracheront aisément tout à la fois, en les tirant du côté de la pointe de l'épy & sans le briser : Il faut aussi en mesme temps en secoüer doucement toute la poussiere interne, & faire en sorte que la forme de l'épy demeurant, il n'y reste que ses beaux & aromatiques poils, qui sont la seule partie necessaire dans nostre Theriaque, de mesmes que dans toutes les compositions, où le Spica-Nard entre. Ceux-là sont dignes de grande reprehension qui n'y regardans pas de si prés, se contentent de choisir les épys du Nard sans les vuider de la partie du milieu, ni de leur poussiere, qui sont parties excrementeuses & du tout rejettables.

DV SCHOENANTHOS.

Chapitre XXVIII.

Parvulus, Iunci rubeus, subalbus,
Flos tibi cordi sit, amarus, acer,
Igneus, mundus, redolens; Camelis
Linquito Iuncum.

LE Schœnanthos autrement appellé Ionc odorant, croît en Nabathée, Province de l'Arabie, & sert non seulement de fourrage, mais de litiere aux Chameaux, & aux autres Animaux domestiques, tant il y croît en abondance. Ce Ionc s'éleve environ de la hauteur d'un pied, ses racines sont petites, dures, & pleines de nœuds, & il en sort plusieurs Ioncs, pleins, ronds, & finissans en pointe, & prés de leur sommet naissent de petites fleurs blanches tirans sur le rouge, arrangées par double rang. De ces racines naissent aussi des feüilles étroites & fort pointuës d'environ un demy-pied de long: Le Ionc & la feüille ſont d'un vert pâle. Toute la plante eſt fort aromatique & fort odorante, & d'un goût aigu & mordicant. Or la difficulté qu'il y avoit autresfois de recouvrer la fleur de ce Ionc, a eſté cauſe, qu'on employoit ſeulement le Ionc dans la Theriaque au defaut de la fleur: Mais depuis qu'on nous en a apporté à ſuffiſance, on a avec juſte raiſon laiſſé le Ionc pour les Chameaux, pour employer la fleur à cét ouvrage, comme eſtant la partie la plus noble de toute la plante: Outre que ce n'eſt pas en vain qu'elle eſt appellée Schœnanthos, mot Grec qui ſignifie fleur de Ionc, ce nom dénotant bien que la fleur eſt la partie la plus conſiderable de la plante. D'ailleurs cette fleur, toute petite & toute legere qu'elle eſt, du conſentement meſmes des Auteurs qui en ont écrit, conſerve durant pluſieurs années ſon odeur, ſon goût aromatique & ſa vertu, encore qu'à la voir elle paroiſſe de fort tenuë ſubſtance: Ce qui démontre clairement ſon excellence. Et là deſſus, il eſt bon de remarquer, que lors que les Auteurs demandent les ſommitez des plantes dans nos compoſitions, nous les devons cueillir lors qu'elles sont le mieux fleuries, qui est le temps auquel elles sont le plus approchantes de leur perfection. Il faut estre soigneux d'avoir ces fleurs de Ionc odorant, bien recentes ; Il faut aussi se pourvoir de patience, pour éplucher exactement une fleur aprés l'autre, & pour en separer la poussiere, les festus, & les autres superfluitez qui se trouvent toûjours mélées parmi les fleurs que nous achetons. C'est une besogne de plusieurs jours, qui est cause que ceux qui veulent avoir plûtost fait, & qui sont moins jaloux de leur honneur & de leur conscience, abbandonnent la fleur pour prendre le Ionc, nonobstant tout ce que nous venons de dire. Mais nous n'en avons jamais usé de mesme, & serions bien fâchez de changer de sentiment. La Fleur estant bien épluchée n'a besoin d'aucune autre preparation pour estre dispensée,

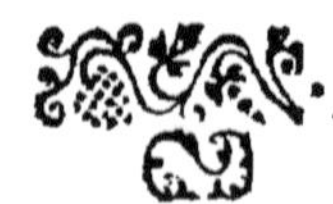

DE L'ENCENS mâle.

CHAPITRE XXIX.

Masculum sit Thus, patria Sabaeum
Candidum, fragrans, grave, lacrymosũ,
Quod quidem antiquo, simul & recenti.
Non caret usu.

L'ENCENS, que les Latins appellent Thus, ou Olibanum, croît en Saba, Prouince de l'Arabie heureuse; C'est une larme produite par un petit arbre, & sortant des incisions qu'on luy a fait. Les Auteurs pourtant ne sont pas bien d'accord touchant la forme de l'arbre qui le porte, non plus que touchant le lieu de sa naissance : Mais tout cela est assez inutile, il suffit que nous en pouvons aisément recouvrer de veritable. Or sans m'amuser à dépeindre diverses sortes d'Encens, imaginées par plusieurs Auteurs sans beaucoup de fondement, je diray que toutes ces especes peuvent estre comprises en une, laquelle ne differe d'elle-mesme qu'en pureté, en forme, & en grosseur, de mesme que toutes les autres Gommes; Car d'une mesme incision, les larmes qui seront recueillies promptement & joignant l'incision, seront toûjours plus belles & plus pures que la partie qui sera tombée à terre, ou qui sera mélée avec de l'écorce ou avec des ordures. Et je trouve la difference de la forme des larmes fort ridicule pour ceux qui la recherchent; Car qu'elles soient en forme de testicules, ou en forme de tetons ou bien en petits grains, c'est toûjours de l'Oliban, qu'on peut appeller Encens mâle, c'est à dire le plus pur, & qui doit estre employé dans nos Compositions, & sur tout dans nostre Theriaque. Cela n'empéche pas que nous ne choisissions autant qu'il est possible les larmes les plus grosses, les plus blanches, & toûjours les plus pures; la grosseur servant de beaucoup à la satisfaction de la veuë, encore que pour estre moindres, elles n'en soient pas moins bonnes, pourveu qu'elles ayent toutes les autres qualitez necessaires, & pourveu qu'on en mette autant peſant qu'on doit faire des groſſes. Ie r'envoye l'Encens briſé, qu'on a voulu appeller Manna Thuris, enſemble l'Encens impur, pour eſtre employé dans les parfums ou dans les onguens. Les Larmes d'Encens eſtans bien choiſies, n'ont beſoin d'aucune preparation pour eſtre diſpenſées.

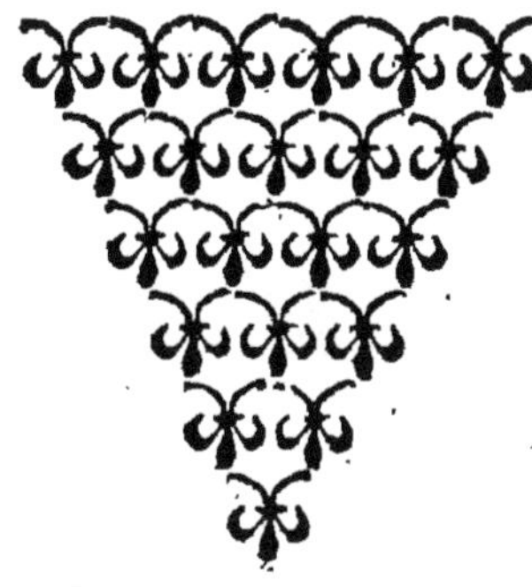

DV POIVRE blanc & du Poivre noir.

Chapitre XXX.

Candido notum Piper hoc colore,
Sit carens rugis, ſimul & rotundum,
Igneo guſtu feriat palatum,
Cortice nudum.

Solis ardores patiens nigreſcit
Aſperum rugis Piper hoc, ſapore
Æmulans album, ſimul & remotis
Fertur ab Indis.

Encore que les Poivres ſoient apportés fort communément en France, & que leur uſage en ſoit tres-familier, les anciens Auteurs les ont bien-mal connus, & en ont parlé fort diverſement, mettans en avant pluſieurs choſes fauſſes touchant leur origine, & touchant leur diverſité, auſſi bie q ue touchant les plantes, qui les portent. Plusieurs ont crû que le Poivre blanc estoit cueilli & seché avant sa maturité : Ce qui estoit assez éloigné de l'apparence : Car si cela eût esté, il eût fallu qu'il eût esté moins gros, & plus leger, & mesmes plus ridé que le noir, au lieu que nous voyons en luy tout le contraire. D'autres ont voulu asseurer, qu'il y avoit deux plantes differentes, portans les Poivres blanc & noir, uniformes en toutes choses, excepté en la couleur de leur fruit, les unes portans le Poivre blanc, & les autres portans le noir, de mesmes qu'il y a aux vignes des seps portans les Raisins blancs, & d'autres portans les Raisins noirs : Mais les uns & les autres se sont bien mécontez; Et j'ay crû fort à propos de dire icy la veritable histoire de l'un & de l'autre Poivre, à sçavoir du blanc & du noir.

Les Habitans de Malaca, de Iava, & de Sumatra, sement & cultivent deux sortes de Poivre, l'un desquels ils ont appellé mâle & l'autre femelle. Le mâle a ses feüilles un peu plus grandes & un peu plus obscures, & à l'opposite de chacune le long de la branche, il y a une grappe de grains de Poivre : La femelle a ses feüilles moindres retirans à celles de Lierre, faites en forme de cœur, & finissans en pointe, elles sont vertes en dehors & jaunâtres en dedans, & sont attachées à la tige par une assez longue queuë, & naissent diversement & sans ordre : Elles ont un nerf au milieu, allant de long en long, des costez duquel sortent plusieurs autres petits nerfs, s'étendans en large, & divisez vers leur bout : Les grappes viennent sans ordre quelques-fois une & quelques-fois deux ensemble : La plante de l'un & de l'autre Poivre est en forme de Sarment, pleine de nœuds & ployable, & a besoin d'estre semée au pied de quelque arbre, ou de quelque eschalas pour estre soûtenuë. Elle porte du fruit dés la premiere année si elle trouve une terre propre, & va ensuite en augmentant & fructifiant. Les Grains ou Bayes de l'un & de l'autre Poivre n'ont pas de queuë, & sont fichez & entassez plusieurs ensemble contre un long nerf en forme de Raisin, & on ne remarque aucune difference entre les grains du mâle &

ceux de la femelle. Ces grains sont verts au commencement, & noircissent à mesure qu'ils meurissent, & qu'ils approchent de l'Esté, qui se rencontre en ces Païs-là, aux mois de Decembre & de Ianvier. On les amasse lors qu'ils sont bien meurs, & on les expose au Soleil pour secher, & pour lors ils deviennent ridez.

Or du mesme Poivre noir bien meur, & du plus gros & du mieux nourri, on fait le blanc, en le mettant macerer quelque peu de temps, dans de l'eau marine, laquelle faisant enfler & separer en quelque sorte l'écorce, le Poivre estant derechef exposé au Soleil, cette écorce noire & ridée se separe aisément, & les grains en estans dépoüillez se trouvent fort blancs & fort nets, & tels qu'on nous les apporte. Et c'est-là le veritable Poivre blanc, quoy qu'on aye voulu dire ou croire cy-devant. Et je suis persuadé que si Andromachus & Galien avoient sceu toutes ces veritez, ils auroient doublé la dose du blanc, & n'auroient pas employé le noir, l'écorce duquel ne peut estre que superfluë. Les feüilles, la tige, &

toute la plante de ces Poivres, ont presque le goût de leurs grains, & brûlent la langue & le gosier. Pour ce qui est de la preparation de l'un & de l'autre Poivre, il n'y a qu'à choisir les grains les plus gros les mieux nourris & les plus beaux en leur espece, & les dispenser ainsi.

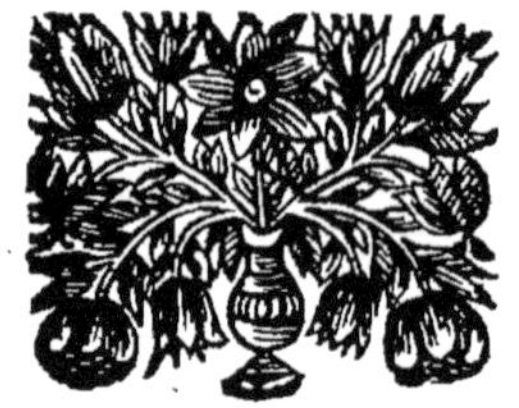

DV DICTAME de Crete.

Chapitre XXXI.

Creticus, densisfolijs, aquoso
Monte, Dictamnus, veniens in Ida,
Sit recens, albus, levis, & rubente
Flore comatus.

Nous n'apprenons pas que le vray Dictame, vienne ailleurs qu'en Crete, qui est la Candie d'aujourd'huy, dont il porte le surnom: C'est vne plante croissant sur le mont Ida, qui est fort belle à voir, fort blanche, & fort cottonnée, non seulement en ses feüilles, mais mesmes en sa tige. Elle porte des fleurs violettes tirans sur le rouge, aprés lesquelles, elle produit sa semence. La Guerre des Turcs contre les Venitiens possesseurs de la Candie, est cause que depuis plusieurs années, on apporte fort peu de Dictame en France, & que ce peu qu'on en apporte, n'est pas toûjours fleuri, ni bien conditionné: Ce n'est pas que sa principale vertu soit dans sa fleur, mais j'estime, que si le Dictame se peut rencontrer fleuri lors qu'on le cueille, qu'il n'en faut pas rejetter les fleurs, mais qu'il les faut employer parmi les feüilles, en rejettant seulement les tiges & les racines. Veu mesme que le temps auquel on doit cueillir le Dictame, doit estre celuy auquel il est en fleur, pour les raisons que nous avons dit des autres plantes, dont les sommitez sont ordonnées dans nostre Theriaque. Mais si le Dictame se trouvoit cueilli avant qu'il fût en fleur, il en faut prendre seulement les feüilles, & rejetter tout le reste. Il faut estre soigneux de recouvrer du Dictame qui soit bien recent, bien blanc & bien cottonné, & faut prendre seulement les parties que nous venons de designer, pour la dispensation.

DV PRASSIVM ALBVM.

CHAPITRE XXXII.

Asperis plenum folijs, colore
Cognitis albo, viridem premente,
Prassium circumtegitur, subalbo
Flore refertum.

LE Prassium album, appellé autrement Marrube blanc, est une plante assez connuë, de mesmes que le Marrube noir & puant, & n'a pas besoin de grande description. Il croît de la hauteur d'un pied, & pousse plusieurs jettons d'une mesme racine & commençans à fleur de terre, ses feüilles sont presque rondes, environ de la grandeur d'un Liard de France de cuivre, elles sont rudes au manier, verdâtres, mais couvertes d'un cotton presque blanc, ses fleurs sont petites & blanches, & sont autour de la tige par divers interstices, en divers lieux, & sur tout prés des sommitez & font un rond tout autour, qui environne la tige comme un anneau fait le verroul, qui est-ce que les Auteurs ont appellé Verticillum. Toute la plante est un peu amere & un peu aromatique & son odeur n'est pas désagreable. Il faut estre soigneux de cueillir le Prassium album sur les montagnes & lors qu'il est le mieux fleuri, il en faut prendre les sommitez & en faire de petits bouquets & les envelopper de papier blanc, & les faire secher en un lieu bien aëré & hors des rayons du Soleil & estans secs, il en faut prendre la partie fleurie, & ce qu'il y aura de feüilles parmi, que vous dispenserez ensemble en rejettant tout ce qu'il y avoit de tige dans ces sommitez.

DV RHAPONTIC.

Chapitre XXXIII.

Ponticum flavi petitur coloris
Hoc Rheum, stringens, leve, glutinosum,
Barbaro nostro minus, atque parte
Rarius omni.

Le uray Rhapontic a esté autrefois bien difficile à recouvrer, & a esté assez mal connu, d'où vient que les Auteurs anciens en ont parlé fort diversement, & ont donné à ceux qui les ont suivis un grand sujet de les reprendre. Mais ne me plaisant pas de m'attacher aux personnes mortes, non plus qu'aux vivantes, pour blâmer leurs écrits, jugeant toûjours équitablement de leur procedé, & m'imaginant qu'ils ont écrit ingenuëment ce qu'ils ont crû : Ie me contenteray de décrire le veritable Rhapontic de mesme que je le connoys, & qu'il est connu de plusieurs Medecins & de plusieurs Apoticaires. La couleur & la substance du Rhapontic, ont fait croire à plusieurs que c'estoit une espece de Rhabarbe, ce qui n'est pas beaucoup éloigné de l'apparence; D'autres ont crû, que c'estoit une espece de Lapatum, & que mesmes la Rhabarbe pouvoit estre comprise sous ce genre-là; & ceux-là aussi ne manquent pas de raisons: Et si la Plante entiere du Rha de Ponte, qu'on asseure croître le long du fleuve Tanaïs, approchoit autant du Lapatum, comme celle que j'ay cueilli autrefois moy-mesme sur le mont Genebre, j'en serois tout à fait persuadé : Car ce Rhapontic a ses racines fort jaunes, fort longues, & fort étenduës, ses feüilles vertes grandes & larges, & un peu longues, & ses sommitez tout à fait conformes à celles du Lapatum, n'y ayant gueres de difference pour la forme, qu'en la grandeur & en la grosseur de toutes les parties de la Plante. Mais comme on ne nous envoye que la racine du Rhapontic sechée & coupée par pieces, il nous suffit de la bien connoître. Cette racine nous est apportée de la grosseur d'un pouce, & quelquefois de deux, & de la longueur d'un doigt, ou davantage. Elle eſt tout à fait de la couleur de la Rhabarbe & dedans & dehors, mais elle eſt beaucoup plus legere, & de ſubſtance plus rare, moins amere, & moins odorante. Eſtant mâchée, elle eſt un peu viſqueuſe, au contraire de la Rhabarbe, elle rend un ſuc ou une teinture jaune & haute en couleur ; & laiſſe une aſtriction à la bouche preſque comme la Rhabarbe. Elle eſt auſſi d'une vertu aſtringente & non pas purgative, & en un mot bien differente & aſſez aiſée à diſtinguer d'avec la Rhabarbe. On a pû reconnoître toutes ces marques au Rhapontic que j'ay diſpenſé : Et comme ceux qui ne plaindront pas, ni les ſoins, ni la dépence, en pourront bien recouvrer en tout temps, ils auroient tort de chercher des ſuccedanées, & je ne voy pas à propos, de me mettre en peine de les déterminer. Le Rhapontic n'étant pas fort gros, n'eſt gueres ſujet à avoir de la pourriture au dedans, comme la Rhabarbe ; à moins qu'il y en ait tant ſoit peu prés du trou par où on l'enfile pour le ſecher. Si cela s'y rencontre, il faut oſter avec la pointe d'un couteau, tout ce qui pourroit estre de couleur obscure, & sans autre preparation, se contenter de choisir les Racines les plus recentes, & les plus vives en couleur, & les plus approchantes au dedans, de la couleur interne des Noix Muscates.

DV STOECHAS Arabic.

CHAPITRE XXXIV.

Stoechadis flores Arabes vocati,
Æmulant grato violas colore,
Et simul spicas referunt, odorque
Naribus asper.

LE Stoechas surnommé Arabic, vient naturellement en divers endroits de la France Meridionale, de mesme que le Stoechas Citrin, sur tout dans le Languedoc & dans la Provence; il est aussi cultivé ailleurs dans plusieurs Iardins. La plante de ce Stoechas est assez ligneuse & est fort approchante en forme, de la plante de l'Aſpic & de celle de la Lavende, mais elle monte un peu plus haut en ſa partie ligneuſe, quoy que la queuë de ſes épys eſt beaucoup plus courte; la forme de ſes épys eſt aſſez approchante des autres, mais ceux de la Lavende & de l'Aſpic ſont plus longs, & moins reſſerrez que ceux du Stoechas, qui ſe trouvent un peu plus gros, & ont au haut de l'épy une groſſe fleur, qui en ſort en forme de plumette: Pluſieurs petites fleurs ſortent auſſi aux environs de l'épy, & ſont de couleur violette auſſibien que celle du bout, & que l'épy meſmes. I'ay pourtant trouvé par haſard dans un bois, une plante de Stoechas Arabic qui avoit ſes épys tous blancs, de meſmes que les fleurs qui en ſortoient, mais ils eſtoient du tout ſemblables aux autres en toutes les autres marques, de meſme que toute la plante. L'odeur du Stoechas eſt forte & penetrante & eſt un peu approchante de celle de l'Aſpic & du Rômarin, de meſme que ſon goût. Ce Stoechas ſe plaît aux païs chauds & aux lieux ſecs & arides qui ſont à l'abri de la biſe & qui regardent le midy; il croît parmi le Thim, le Rômarin, la Lavende, le Genevre, & parmi plusieurs autres plantes chaudes. Il fleurit au mois de May : Les vers à soye en aiment fort l'odeur, & se plaisent à former dans cette plante seche les pelottons de leur soye, que sur les lieux on appelle cocons. La fleur seule est demandée pour nostre Theriaque : Il faut avoir soin de la cueillir & de la secher lors qu'elle est dans sa force, & de luy oster toute sa queuë pour toute preparation.

DV PERSIL DE Macedoine.

CHAPITRE XXXV.

Hoc Alexandri patriam venustans
Petreüm ſemen, minus, Eſtreatis
Montibus naſcens, capias, & Ammi
Semen adaquans.

QVOY que les Auteurs ayent dit que cette ſemence de Perſil n'eſt pas fort abondante en Macedoine, on en apporte neantmoins plus que ſuffiſamment pour toutes les preparations de Theriaque qu'on peut faire en France : Veu meſmes que nous trouvons chez les Eſpiciers de ce Perſil de Macedoine qui eſt fort vieux, ce qui n'arriveroit pas s'il avoit eſté plus rare & plus recherché. Tellement que ceux là ont grand tort qui luy ſubſtituent la ſemence de noſtre Perſil ordinaire, qui eſt tout à fait inferieure à celle de Macedoine. Ceux qui ont leur honneur & leur conſcience en recommendation ne s'étonneront pas de payer autant & plus d'une once de celuy de Macedoine, que ne leur coûteroit une livre du nostre. La semence du Persil de Macedoine doit estre petite, longuette, & approchante en forme de celle d'Ameos, mais elle est plus platte & un peu plus longue, & de couleur obscure; son goût est fort aromatique, & son odeur est fort agreable. Toutes ces bonnes qualitez ne se rencontrans point en la graine du Persil que nous avons en France, elle merite bien d'estre rejettée. Il faut estre curieux de recouvrer de cette semence de Macedoine, qui soit aussi bien recente & bien nourrie, & ayant les marques que nous avons dit: Il la faut vanner sur une main de papier, pour en faire sauter la poussiere, puis il en faut oster sur du papier tous les fétus qui se pourroient rencontrer parmi, & faire en sorte que la graine demeure parfaitement nette, & en estat d'estre ainsi dispensée.

DV CALAMENT de Montagne.

CHAPITRE XXXVI.

Pallidis circùm folijs comata
Floribus mixtis, Calamintha odora,
Montibus nascens, operi parando
Sola petenda.

LE Languedoc, la Provence, & le Dauphiné, sont fort abondans en Calament; Les chemins, les bois, & les lieux incultes, en sont tapissez, aussi bien que les Montagnes: Et c'est à elles que nous devons recourir pour y cueillir le Calament qu'Andromachus desire; C'est une plante qui produit plusieurs jettons anguleux dés sa racine, ses feüilles sont rondes & tant soit peu pointuës, de couleur verte pâle, & quelques-fois un peu marquetées de blanc; ses fleurs sont petites & fort approchantes en couleur de celles du Rômarin, & sortent de divers endroits parmi les feüilles le long des tiges. Toute la plante est fort chaude, & d'un goût penetrant, son odeur est forte & assez aromatique, & tout en est vertueux, excepté la racine, qui est inutile : Neantmoins il ne faut choisir pour nostre Theriaque, que les plus hautes feüilles avec les fleurs qui sont parmi, en laissant toutes les tiges, de mesmes que toutes les feüilles & toutes les fleurs qui sont trop prochaines de la terre. On doit cueillir les sommitez de cette plante, lors qu'elles sont parfaitement bien fleuries, & dans un beau jour, & vers les sommets des montagnes & autant que l'on peut aux endroits à l'abri, de la bise, & qui regardent le Soleil levant ou le Midy : Ce qui doit estre observé autant qu'il se peut en la collection de toutes les plantes aromatiques qui naissent aux montagnes. On aura aussi soin de secher les sommitez de cette plante, de mesme que celles du Scordium, du Marum, de l'Amarachus & leurs semblables.

DE LA TEREBENTHINE de Chio.

CHAPITRE XXXVII.

Cerne Resinam liquidam, tenacem,
Quam tibi fundit Terebinthus arbor,
Subvirens extat, redolens, Chiensis,
Lucida, pura.

LA Terebenthine est une Resine liquide, découlant par l'incision qu'on a fait au tronc d'un arbre nommé Terebinthe, qui a ses feüilles deux à deux, & presque semblables à celles du Laurier, & ses fleurs approchantes de celles de l'Olivier, mais un peu plus rousses; Son fruit est semblable à un grain de Genevre, son bois est ployant, & fort sain, & fort durable: Il produit aussi de certaines vessies comme l'Orme, pleines d'une liqueur grasse, dans lesquelles vessies s'engendrent certains Moucherons. Le Terebinthe croît en l'Arabie pierreuse, en Iudée, en Lybie, en Afrique, & en Syrie: Il croît aussi aux Isles de Cypre

& de Chio, & mesme en divers endroits de l'Italie & de Trente. La meilleure Terebenthine que nous pouvons recouvrer aujourd'huy nous est apportée de Chio. Elle doit estre fort transparente, de couleur blanche tirant sur le pers, d'une odeur forte & aucunement agreable, & d'une consistence plus solide que la Terebenthine, ni de Venise, ni d'ailleurs. Elle n'a besoin d'aucune preparation pour estre dispensée ni employée. Ie ne m'arresteray point à décrire diverses sortes de Terebenthine, qui découlent d'autres arbres, comme des Pins, des Sapins, des Meleses, & de plusieurs autres, qui sont toutes de beaucoup inferieures à la Terebenthine que nous devons icy employer.

DV GINGEMBRE.

CHAPITRE XXXVIII.

Zinziber nodis variis abundans,
Mittit ad Gallos Malavar palustre,
Candidum præstat, grave, forte, plenum,
Cortice dempto.

LE Gingembre ne croît pas seulement en Malavar, en Decan, en Gusaraté, & en la Chine, mais aussi dans l'Amerique, là où les nouveaux Habitans de ses Isles, l'ont transplanté, aprés l'avoir apporté des Indes, & il y a fort bien reüssi, & bien mieux que n'ont fait, ni le Girofle, ni la Cannelle, ni la Muscade, qu'on n'a sçeu faire foisonner ailleurs que dans leur païs natal. Depuis que le Gingembre a esté transplanté dans ces Isles de l'Amerique, on en apporte une grande quantité en France, & il y est à beaucoup meilleur marché qu'auparavant. Les Habitans de tous ces païs-là, en reconnoissent deux especes, à sçavoir le mâle & la femelle : Le mâle a ses feüilles & ses racines beaucoup plus grandes que la femelle : Les feüilles de l'un & de l'autre sont fort semblables à celles des Rosiers, & sont verdoyantes en tout temps de l'année : Les Racines sont pleines de nœuds, & s'étendent en largeur, en rampant sous terre. Tout Gingembre est, ou cultivé, ou sauvage, mais le cultivé est beaucoup meilleur. Les Auteurs ne font aucune difference de la bonté du mâle d'avec la femelle. On cueille le Gingembre aux mois de Decembre & de Ianvier, qui est l'Esté de ces païs-là, auquel temps les feüilles se dessechent, & on laisse dans terre un nœud de racine de chaque plante pour multiplier de nouveau ; Puis on enveloppe d'argille les racines qu'on a cueillies, pour les faire secher, & pour en empescher la carie, à laquelle ces racines sont fort sujettes. On en confit aussi avec du sucre tandis qu'elles sont recentes. Les racines les plus blanches, les plus grosses, les plus nouvelles, & les mieux nourries, sont estimées les meilleures : Il en faut oster l'écorce avec la pointe d'un couteau, & mesme tout ce qui s'y pourroit rencontrer de couleur obscure, & faire en sorte, qu'il n'y ait rien dans la racine mondée, qui ne soit bien blanc & bien nourri.

DV PENTAPHYLLVM.

CHAPITRE XXXIX.

Quinque conjunctis folijs in unum,
Noscitur radix, creceoque flore
Vtilis cortex medius, remotis
Corde, cutique.

IL n'y a aucun Apoticaire, qui ne connoisse le Pentaphyllum ou Quinte-feüille, par ses feüilles arrangées de cinq en cinq, & attachées à une petite tige déliée, noüée & rampante, d'où sortent aussi de petites fleurs jaunes. Nous n'avons besoin que de la Racine pour nostre Theriaque, dont il faut rejetter le cœur qui est ligneux & de peu de vertu. Il faut aussi ratisser doucement & rejetter en mesme temps une petite écorce obscure qui couvre la racine; & ne reserver que la partie purpurine, qui estant dépoüillée de cette

cette petite écorce obſcure qui la couvroit, ſe trouve comme une écorce moyenne, qu'il faut ſecher ou toute platte, ou bien pour la bonne grace, on peut en entortiller des petits bâtons d'oſier, ou d'autre bois, & ayant lié ſur leſdits bâtons, chaque bout de ces écorces avec un brin de fil, les laiſſer ſecher de la ſorte, pour y prendre & retenir une forme aſſez agreable à voir. Et c'eſt toute la preparation dont cette Racine peut avoir beſoin, aprés l'avoir cueillie dés lors qu'elle commence à pouſſer ſes feüilles, qui eſt comme nous avons dit le temps le plus propre pour la collection de toutes les racines.

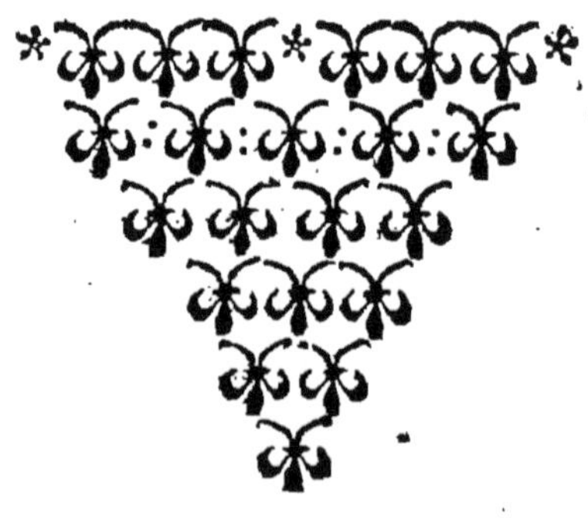

DV POLIVM Montanum.

Chapitre XL.

Floribus mirè Polium comatum
Aureis, instar capitum, supinas
Montium partes decorans, suauem
Fundit odorem.

ON trouve une grande quantité de Polium en Dauphiné, en Provence, & en Languedoc, tant aux plaines & aux lieux arides & sablonneux, que sur les montagnes, Celuy des plaines est assez semblable en forme à celuy des montagnes, estant fort velu en toute sa plante & d'une pareille grandeur, & ayant ses fleurs rondes, & en forme de testes couvertes de chevelure, mais elles sont blanches, au lieu que celuy des montagnes les a jaunes comme de l'or, & mesmes ses feüilles, aussi-bien que sa tige, sont couvertes d'un cotton, beaucoup approchant de la couleur des fleurs. L'un & l'autre Polium ne viennent pas plus hauts que la main, & poussent une assez grande quantité de petites tiges d'une mesme racine, & ont un goût & une odeur fort aromatique, & si agreablement composée par la nature, que l'on diroit que c'est un assemblage de quantité de bõnes odeurs: Mais le Polium de montagne l'emporte sur celuy des plaines, nonseulement en beauté de couleur, mais aussi en odeur & en vertu : Et je ne doute point qu'en les comparant l'un avec l'autre, on ne quitte à l'abord le blanc pour prendre le jaune, qui croît d'ordinaire sur les hautes montagnes, parmi les pierres & les rochers, à l'abri de la bise, & regardant le Soleil levant ou le midy : Et souvent là où il croît, on ne voit presque point d'autre plante, excepté quelquefois de la Carline. On en trouve aussi par fois quelque plante dans le gravier des Torrens descendans des hautes montagnes, qui peuvent apparemment y avoir esté transportées par les ravines d'eaux. Il faut cueillir les sommitez de ce Polium lors qu'elles sont bien fleuries, & en faire de petits bouquets & les envelopper de papier blanc, & les faire ſecher comme nous avons dit des autres ſommitez.

DV CHAMÆPITYS.

CHAPITRE XLI.

Iva fert Moſchi ſine jure nomen;
Aureum florem, folium virenſque
Geſtat, oblongum, redolenſque Pinum,
Creſcit in arvis.

LE Chamæpitys appellé autrement Iue Arthritique, ou Iue muſquée, eſt aſſez connu, pour eſtre une petite plante rampante, produiſant pluſieurs jettons de la longueur de la main, couverts de quantité de feüilles longuettes étroites & vertes, un peu diviſées & aucunement velües & fort entaſſées, parmi leſquelles ſortent ſes fleurs, qui ſont fort petites & de couleur de citron; ſa ſemence vient dans des petites gouſſes rondes, & un peu longuettes & finiſſans en pointe. Toute la plante eſt aſſez odorante; Mais quoy qu'on luy ait donné le nom de musquée, son odeur n'en approche point, mais bien du Pin d'où elle a pris le nom de Chamæpitys. Il croît d'ordinaire dans les lieux arides & sablonneux, tantôt dans les terres labourées, tantôt dans les incultes, il fleurit en Esté & mesmes vers l'Automne. Cette plante estant en partie rampante & fort prochaine de terre, en est d'ordinaire chargée, d'où vient que l'ayant cueillie lors qu'elle est le mieux fleurie, & dans un beau temps, il la faut bien secoüer & délivrer de toutes terrestreïtés, & en prendre seulement les sommitez, pour en faire des bouquets, les envelopper de papier, & les secher de mesme que nous avons dit des autres sommitez des plantes.

DV STORAX Calamite.

CHAPITRE XLII.

Hæc Styrax, olim Calamita, constet
Candidis intùs lacrymis, sed extrà
Sint rubræ, nares penetret suavi
Pinguis odore.

ON décrit l'arbre qui porte le Storax, fort approchant en grandeur & en forme de celuy qui porte les Coins, ayant neantmoins ses feüilles plus petites, fort blanches d'un costé, fermes & longuettes, & ses fleurs blanches comme celles des Orangers. Le Storax est une gomme qui sort de l'incision qu'on a fait de l'écorce de l'arbre qui le porte, de mesme que les autres gommes; & nous en reconnoissons trois sortes, à sçavoir le Storax en larme surnommé Calamite, le Storax ordinaire, & le Storax liquide. Ce dernier est le plus vil de tous, & est estimé artificiel, & fait d'un mélange de plusieurs liqueurs resineuses. Le Storax ordinaire est encore de deux sortes, y en ayant un plus pur, plus net, & plus gras que l'autre, qui se trouve plus leger & plus chargé des scieures de son bois, ou d'autre mélange: L'un & l'autre ne laissent pas de sentir bon, mais ils sont beaucoup inferieurs au Storax en larme, dont une once coûte pour l'ordinaire plus qu'une livre du meilleur de l'un des deux autres. Le meilleur Storax en larme vient de Pamphilie & a esté appellé Calamite, parce qu'autrefois on l'apportoit dans des Roseaux ou dans des tuyaux, pour conserver sa beauté, son odeur, & sa vertu, & pour le pouvoir transporter plus pur & plus commodément. Il le faut choisir en belles larmes, bien nettes, & d'une odeur douce & fort agreable, quoy que bien penetrante. Ces larmes sont fort blanches au dedans, & mesmes au dehors lors qu'elles sont recentes, mais en vieillissant elles roussissent dans leur superficie, quoy qu'elles ne laissent pas de garder long-temps leur bonne odeur & leur vertu, pourveu qu'elles soient bien serrées. Ce Storax en larme ne demande aucune preparation; il se faut contenter d'en dispenser les larmes les plus blanches, les plus grosses & les plus pures.

DV MEV ATHAMANtique.

CHAPITRE XLIII.

Montibus gaudens Athamanthis olim,
Hæc Meü radix, penetrans, acuta,
Sit recens, fragrans, aliasque plantæ
Proijce partes.

ON trouve sur les hautes montagnes de L'Auvergne, du Languedoc, de la Provence & du Dauphiné quantité de Meü, reconnu constamment par tous les bons Apoticaires & Herboristes pour le veritable, & pour celuy qu'Andromachus desire. Cette plante a ses feüilles & mesme ses sommitez & ses mouchets fort approchans de ceux de l'Anet. Le haut de ses racines est entouré de longs filamens en forme de barbe de laquelle les poils tendent en haut, presque de mesme que l'Eringuium; ses racines sont assez longues & vont assez profondement dans la terre, où elles se divisent par fois en trois ou quatre branches; elles sont assez obscures au dehors & blanches au dedans, & sont d'une substance rare & legere, leur goût est acre & piquant & fort aromatique, & leur odeur tres-penetrante. Nous n'avons besoin que de sa racine, laquelle il faut cueillir dés qu'elle commence à pousser ses feüilles & se faut contenter de la bien laver, & de la bien nettoyer de tous ses poils & de toutes ses superfluitez, puis la faire secher en un bel air hors des rayons du Soleil, & la serrer ensuite pour vous en servir en temps & lieu.

DE L'AMOME.

CHAPITRE XLIV.

Hoc racemosum capias Amomum,
Mordicans, rubrum, redolens, acutum,
Cognitum granis gravibus, rotundo
Cortice tectis.

L'AMOME a éprouvé les divers sentimens des Auteurs, aussi bien que plusieurs autres ingrediens de nostre Theriaque. Et mesme nous voyons encore des Auteurs nouveaux, qui nous en disent des choses assez destituées de fondement, par où il est aisé à juger, qu'ils n'ont pas pris la peine d'en rechercher la connoissance, & qu'ils n'ont pas esté curieux d'en sçavoir plus que ceux qui estoient à leur porte, & qui ne pouvoient point leur communiquer une lumiere qu'ils n'avoient pas. Or s'il m'avoit esté aussi aisé, de recouvrer toutes les veritables parties du Baume, que le veritable Amome, j'aurois peû aisément renoncer à toute ſorte de ſuccedanées. Car l'Amome depuis pluſieurs années, ſe trouve ſi familier & ſi connu des bons Apoticaires & des bons Droguiſtes, qu'il n'y a aucun intelligent qui en doute; Et il eſt fort aiſé aux Apoticaires d'en trouver chez pluſieurs Eſpiciers à Paris, ou d'en faire venir de Marſeille, de Lyon, de Roüen, ou d'ailleurs. Il n'y a auſſi aucun Apoticaire, tant ſoit peu verſé dans la connoiſſance des drogues, qui oſât rejetter la ſemence d'Amome pour en prendre le bois, comme quelques uns ont crû qu'on le devoit, & il faudroit n'avoir ni goût ni odorat, pour ne diſcerner pas la force penetrante de cette ſemence d'avec celle du bois, & pour ne la pas preferer à ce bois par toute ſorte de raiſons. Le bois entortillé de l'Amomum n'empeſche pas qu'il ne porte des grappes en forme de raiſins dans ſes entortillemens, & que nous ne reconnoiſſions l'Amome que nous auons aujourd'huy pour celuy que Dioſcoride a qualifié Pontique, rouſſatre, court, freſle, grappu, & jettant force grains, perçans le nez de leur odeur quand on les flaire. I'ay veu plusieurs fois, & eu mesme dans ma boutique de l'Amome en grappe, d'où vient que j'en puis parler avec certitude. Ses grains sont purpurins presque quarrez, joints ensemble, & faisans une forme ronde, & toutes-fois separez par de petites membranes fort déliées, en sorte qu'il semble que ce petit globe ne soit composé que de trois semences, qui neantmoins se peuvent aisément diviser avec les doigts en plusieurs. Leur goût est acre & mordicant, & leur odeur extremement penetrante. Ces grains ainsi joints sont couverts d'une gousse, ronde blanchâtre, & faisant comme la forme d'un grain de Raisin : La gousse n'a aucun pied, mais plusieurs gousses jointes ensemble, se trouvent comme collées contre un certain nerf longuet, de mesme que le sont les grains de Poivre. Ce nerf leur sert de base, & elles sont fort presées & entasées dessus, & forment comme un Raisin, quelques-fois plus, & quelques-fois moins long, qui est attaché à la plante, & qui est, dés son origine, couvert en partie de six feüilles, approchantes de celles du

Grenadier, dont il y en a trois, qui ſont plus longues & plus avancées que les autres, & trois qui leur ſont entremeſlées & qui ſe trouvent plus courtes. Cecy doit ſuffire ce me ſemble, pour la connoiſſance de l'Amome. Pour le bien diſpenſer, il en faut ouvrir les gouſſes, & rejettant tous ſes grains noirs, ridez, & mal nourris, il ne faut prendre que les grains vifs en couleur, peſans, bien nourris, & fort aromatiques : Il faut en meſme temps les frotter legerement dans les mains, pour en ſeparer la petite membrane, qui s'envolera aiſément, en vanant le tout ſur une main de papier, ſur laquelle les grains demeureront nets & en eſtat d'eſtre diſpenſez.

DE L'ACORVS Verus.

CHAPITRE XLV.

Hic odoratus Calamus quibusdam
Dicitur ; nobis Acorus sed esto
Verus, albescat, scateatque nodis,
Rarus, odorus.

COMME l'Acorus verus est substitué d'ordinaire au Calamus aromaticus, les Droguistes luy ont souvent donné ce nom, quoy qu'il y ait une grande difference entre l'un & l'autre; puis que le Calamus aromaticus est un Roseau, & l'Acorus verus une racine, ne produisant que de feüilles longues & qui approchent de la forme de celles de l'Iris. Cette racine rampe presque à fleur de terre, cherchant sa nourriture par des filaments qu'elles a au dessous, elle est fort noüée, de la grosseur du petit doigt, de coûleur blanche tirant sur le rouge, d'une substance fort rare & fort legere, d'un goût mordicant & un peu amer, & d'une odeur forte, mais assez agreable. La rareté de sa substance ést cause qu'il n'y a gueres de racine plus sujette à la vermoulure, de sorte qu'il s'en voit fort peu qui en soit exempte; à moins que d'estre bien recente. L'Acorus nous est apporté de la Lituanie, ou de la Tartarie: On le doit choisir bien recent, bien nourry & d'une couleur fort vive. Il le faut frotter legerement d'une toile rousse, pour en bien oster toute la poussiere: Il faudroit aussi en retrancher tous les filamens avec la pointe d'un couteau, s'il y en restoit, mais pour l'ordinaire nous n'en voyons point à celuy qu'on nous apporte, parce qu'on le monde dans le Païs.

Quant au Calamus aromaticus ou odoratus; Nous voyons bien quelques-fois chez les Epiciers, un certain Roseau délié, pasle, & plein de nœuds, qui approche en quelque chose des marques que les Auteurs donnent au veritable Calamus, Mais plusieurs doutans avec grande raison s'il est le veritable, ayment mieux se servir de l'Acorus verus dans les Trochisques d'Hedychroüm, que d'y employer un Roseau incertain, encore qu'il soit assez aromatique, & qu'il paroisse n'estre pas dénué de vertus.

DV NARD CELTIQVE.

CHAPILRE XLVI.

Alpibus gaudens, , Tyrolique monte,
Nardus hæc crescit, rubicunda florens,
Vtilis Radix, alias peritus
Abijce partes.

LE Nard Celtique appellé autrement Spica Celtica, croît sur les Alpes & sur les Montagnes de Tirol & ailleurs, & nous est apporté en petites javelles. Son odeur aromatique luy a donné le nom de Nard: Mais pour ce qui est du nom de Spica, il luy est assez impropre, veu que la forme qu'il peut avoir d'épy, n'est attachée qu'à de petites superfluitez lesquelles estans retranchées, comme elles le doivent estre en mondant la racine, il n'y paroît plus d'épy. Cette plante est fort petite, & a ses fleurs jaunes tirans sur le rouge, qui sont longuettes & vont un peu en élargissant vers la pointe;

ſes Racines ſont auſſi fort déliées & pleines de nœuds, & environnées de ces petites excroiſſances qui leur ſervent comme d'enveloppe, & qui font comme une forme d'épy. Cette Racine eſt la meilleure partie de la plante, & eſt fort aromatique & fort odorante; ſa tige n'a pas grande vertu, non plus que ſes feüilles & ſes fleurs. Il faut ſur toutes choſes éviter icy l'employ du Nard ſuranné, & faut eſtre bien curieux de l'avoir tout recent, & l'ayant tel, il le faut étendre ſur du papier, en un lieu frais, pour le ramollir un peu, & pour éviter que les racines ne ſe briſent en les mondant, parce qu'il eſt neceſſaire de racler doucement avec la pointe d'un canif tous ſes filamens & toutes ſes autres ſuperfluitez: Et ſi on entreprenoit de monder cette racine toute ſeche, elle ſe briſeroit aiſément, & ne ſeroit aprés cela gueres connoiſſable. Il ne faut pas que l'Apoticaire ſoit impatient dans cette preparation, qui ne peut eſtre que longue & qui demande bien de l'attachement, & bien de l'exactitude, cette racine eſtant une des drogues des plus odorantes, des plus vertueuſes & des plus conſiderables de noſtre Theriaque.

DE LA TERRE DE Lemnos.

CHAPITRE XLVII.

Inſulæ portat rubicunda Terra
Lemniæ nomen, tulit hæc ſigillum
Capreum quondam, tulit & Dianæ
Stemmata Divæ.

LES vertus ſingulieres qu'on a attribué à cette terre, pour ſurmonter non ſeulement toute ſorte de venins pris par la bouche, mais pour guerir toutes morſures & toutes piqueures de beſtes venimeuſes, luy ont donné une grande reputation ; & meſme ont obligé autres-fois Galien à faire deux divers voyages en l'Iſle de Lemnos, tant pour en recouvrer de veritable, que pour devenir entierement expert pour ſon election, & pour ſçavoir au vray comme quoy on la preparoît sur les lieux, avant que de l'envoyer par tout le monde. Tous les Auteurs conviennent que cette Terre se trouve dans l'Isle de Lemnos, appellée autrement Stalimene, auprés d'une Ville nommée Hephestias, au haut d'une Colline rougeâtre, ne produisant aucune plante, comme si elle avoit esté brûlée : Ie laisse à part plusieurs superstitions des Payens, & l'élection qu'ils faisoient du sixiéme jour du mois d'Aoust, pour découvrir la mine de cette Terre, & qu'ils se contentoient d'en prendre tout autant qu'ils jugeoient necessaire pour toute l'année, tant pour leur usage, que pour en fournir les autres endroits du monde ; & qu'en mesme temps, ils recouvroient la mine d'une autre Terre pour ne la rendre trop commune. Il suffit de sçavoir que pour preparer cette Terre, ils la détrempoient dans de l'eau, & qu'aprés avoir versé l'eau par inclination, ils prenoient le limon qui estoit au dessus, qu'ils faisoient secher en partie, & jusques à ce qu'on en peut former de petites boulettes un peu applatties, & telles que nous les voyons, & jusques à ce qu'on peut leur apposer le cachet, sur lequel ils avoient gravé la figure d'une Chevre, ou bien quelques autres armoiries de la Déesse Diane, qu'on adoroit dans l'Isle de Lemnos, laissans au fond la partie pierreuse & sablonneuse, comme inutile.

Les Turcs qui possedent aujourd'huy cette Isle, ont converti l'ancien cachet, en des lettres Turques & nous envoient, parmi la veritable Terre de Lemnos, plusieurs autres Terres differentes en couleur, les unes plus rouges, les autres plus pâles, les autres grises, & les autres blanches; D'où vient qu'on est en peine de sçavoir aujourd'huy laquelle de toutes est la veritable Terre de Lemnos: Car toutes ces Terres sont grasses & astringentes, & ont à peu prés une mesme substance & un mesme goût, & ne manquent pas de personnes, qui asseurent separément leur faculté alexitére: La couleur seule les distingue le plus; Mais comme la couleur de la Terre de Lemnos doit estre rousse, il seroit fort aisé d'en supposer une de mesme couleur; & cette marque ſeule ne fera jamais la bonté de la Terre ; non plus que le cachet, qui ſeroit aſſez aiſé à contrefaire : Il ſeroit auſſi fort facile de luy donner cette couleur par le moyen du ſang de Bouc, comme on a crû autrefois que les Payens faiſoient : La meſme choſe ſe pourroit faire par d'autre ſang, ou par des ſucs, ou par des teintures : Il ne ſeroit pas non plus difficile de la rendre aromatique, de meſme qu'on a voulu aſſeurer qu'elle devoit eſtre : Mais ma plus grande peine eſt que je ne ſçaurois eſtre encore bien perſuadé de cette vertu alexitére, qu'on attribuë tant à cette Terre : Et je ne doute point, que s'il y en a aucune, on n'en puiſſe trouver tout autant au Bol d'Armenie, & en pluſieurs autres Terres, & entr'autres en celle de Blois, que noſtre France nous produit, & pour laquelle il ne faut pas paſſer les Mers ; Outre que quand la difference ſeroit de beaucoup plus grande qu'elle n'eſt, la doſe de la Terre de Lemnos n'eſt pas ſi grande dans la Theriaque, qu'il en faille beaucoup craindre le changement. Toutes ces conſiderations ne m'ont pas empeſché, de tâcher de recouvrer de la veritable Terre de Lemnos, & qui eût autant qu'il m'étoit possible toutes les marques que les Auteurs luy ont designées, & je n'ay pas manqué de l'étaler dans ma dispensation. Cependant je n'ay jamais remarqué, que cette Terre (ni aucune autre) ait naturellement aucune odeur considerable, & je ne pense pas que qui que ce soit y en puisse trouver, à moins qu'on la luy eût donnée par artifice, en la lavant avec des eaux odoriferantes. Mais au contraire, je croy que si cette Terre estoit capable de posseder quelque odeur considerable dans sa mine, elle la perdroit dans la lotion, dont on se sert pour la preparer. D'où vient que je n'ay garde de donner mes suffrages à cette sorte de preparation; non pas pour la crainte de la perte de cette odeur pretenduë, puis que je n'estime pas qu'elle en ait aucune, mais à cause des vertus occultes que cette Terre peut contenir, de mesme que plusieurs autres Terres, étant tres-évident, que s'il y en a aucune, elle peut estre transferée dans l'eau, & peut s'en aller avec elle par le moyen de la lotion: Et j'aimerois bien mieux me contenter de triturer legerement cette Terre, & la passer par un tamis délié, car par ce moyen, la partie pierreuse ou sablõneuse, qu'on desire de separer par la lotion, resteroit toute entiere sur le tamis: Et cette pulverisation & cribration, n'empécheroit pas, que, pour le faste, on ne pétrit cette Terre ainsi passée avec autant d'eau qu'il en faudroit pour en pouvoir former des boulettes ou des Trochisques, & qu'on ne leur apposât tel cachet que l'on voudroit. C'est toute la preparation que je voudrois donner à cette Terre; Mais en employant celle qu'on nous apporte toute preparée, nous n'avons rien à y ajoûter.

DE

DE LA GRANDE Valeriane.

Chapitre XLVIII.

Ponticum Phu dat similem colori
Flammeo florem, folium virensque;
Multipes Radix, levis, alba, odora,
Vna petenda.

LE goût & l'odeur puissante de cette Racine, témoignent bien qu'elle n'est pas le moindre des ingrediens de nostre Theriaque. Il y a plusieures especes de Valeriane, la meilleure desquelles est celle que nous appellons grande, que les Auteurs ont appellé Phu, & qui a ses feüilles découpées à peu prés comme la Scabieuse, mais douces & lissées de mesme que sa tige, qui est rougeâtre, creuse, & tendre, & de la hauteur d'une coudée; Ses fleurs approchent beaucoup de la forme & de la couleur de celles du Cynosorchis, mais elles sont plus étendues, leur couleur est blanche purpurine & retirant à une flamme de feu ; ses racines sont blanches & rampantes, de la grosseur d'un doigt, & ont au dessous plusieurs filaments un peu grossets qui leur servent comme de pieds, & sont fort aromatiques de mesme que toute la racine. Cette Valeriane croît en Ponte, d'où elle a pris son surnom ; Mais nous n'avons pas besoin de recourir à celle-là, puis que les Montagnes du Dauphiné, du Languedoc, & d'ailleurs, nous en produisent de fort excellente : Elles nous produisent aussi les autres deux especes, l'une surnommée moindre, ou moyenne, & l'autre dite petite, qui sont toutes deux assez approchantes de la grande, en la forme de leurs feüilles, & en celle de leur fleur, & au goût & en l'odeur de leurs racines, & ne sont pas beaucoup inferieures en vertu, sur tout la petite, que j'ay cueillie autrefois sur le sommet d'une haute montagne, & ay fort admiré son goût & son odeur extraordinairement aromatiques: Mais comme il est fort aisé de recouvrer de la grande, on se peut bien passer des autres deux especes. Les Racines seules sont icy employées: Il les faut prendre au plein de la Lune, & dés qu'elles commencent à pousser leurs feüilles; Il en faut aussi choisir les plus saines, les plus blanches, & les mieux nourries; & aprés les avoir bien lavées, & les avoir nettoyées de toutes leurs superfluitez, & de toutes parties mortes ou obscures, on les fera secher en un lieu aëré, & hors des rayons du Soleil, & estans seches on les serrera pour s'en servir dans la dispensation.

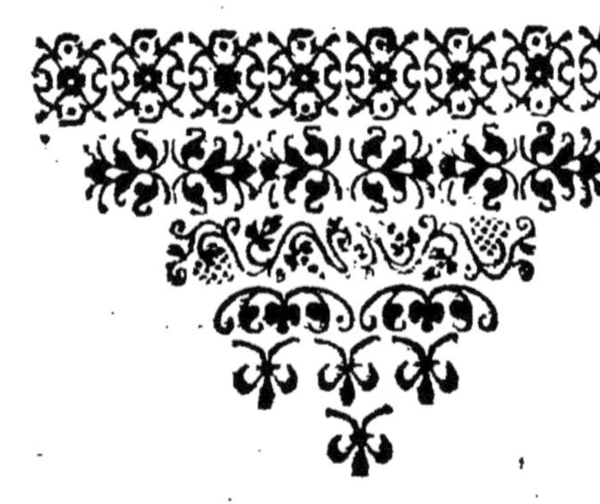

DV CHAMÆDRYS.

CHAPITRE XLIX.

Quercula nomen retinens minoris,
Parva Chamædrys, redolens, virensque,
Summa ficcetur, rubicunda florens,
Acris, amara.

LE Chamædrys, appellé autrement petit Chesne, à cause de la conformité de ses feüilles à celles des grands Chesnes, est assez familier, & croît en divers lieux tant aux plaines que sur les montagnes. C'est une plante fort petite n'arrivant gueres à la hauteur de la main; Elle vient assez aisément, & assez copieusement là où elle croît, en sorte qu'on la peut cueillir à poignées, & en faire de petites javelles; ses tiges sont fort petites & assez droites, & ne s'étendent gueres en largeur; ses feüilles sont longuettes & dentellées, acres, & ameres; ses fleurs sont purpurines & fort odorantes, & l'odeur mesme en est assez agreable : Elles ſortent tout le long & à l'entour de la tige parmy les feüilles: Il faut cueillir les ſommitez de cette plante, lors qu'elle eſt bien fleurie, & choiſir un beau temps pour cela, & preferer celle des Montagnes à toute autre, & en faire des bouquets & les faire ſecher comme nous avons dit des autres ſommitez.

DV FOLIVM INDVM.

CHAPITRE L.

Indicum ſumes Folium vireſcens,
Æmulum lauri, ſimilemque Nardo
Cinnamo, Maci, tibi det ſaporem,
Sicut odorem.

NOus avons grand ſujet de croire que le Folium Indum, appellé autrement Malabathrum, qui nous eſt apporté, n'eſt pas une feüille ſuppoſée, mais qu'il eſt le veritable Folium des Indes; Et que ceux qui ont dit que c'étoit une feüille ſans racine, naiſſant ſur les eaux, comme le Lenticula Paluſtris ſe ſont grandement trompez : Céte feüille eſt trop aromatique, & conſerve trop long-temps ſes bonnes qualitez, pour croître ſans racine ſur les eaux : La deſcription qu'en donne Garcias du Iardin, eſt ſuffiſante pour convaincre ceux qui ſoûtiennent que nous n'en avons point, & pour faire connoître la verité de celuy qu'on nous apporte, & qui eſt receu aujourd'huy dans la Theriaque par tous les Apoticaires. Cette feüille eſt ſemblable à celle du Citronnier, de couleur verte pâle, elle a trois nerfs fort diſtincts, allans tout le long de la feüille, elle eſt fort liſſée & fort luiſante par deſſus, & aſſez déliée, & a un goût fort aromatique, & participant du Nard, du Macis, du Girofle, & de la Cannelle. Cette feüille croît ſur un grand arbre au païs de Cambaya, & en pluſieurs autres endroits des Indes, & meſme nous trouvons ſouvent des petits bouts de rameaux de l'arbre, qui ſont encore attachez à quelques-unes des feüilles qu'on nous apporte, & ces petits bouts de rameaux, ont leur écorce aſſez aromatique. Ceux-là auſſi ſe ſont bien abuſez, qui ont crû, que le Folium qu'on nous apporte, n'eſtoit autre choſe que feüilles de Laurier, puis que ſa grandeur, la diſpoſition de ſes nerfs, ſon odeur, & ſon goût, en font voir clairement la grande difference. Il faut eſtre ſoigneux de rechercher ces feüilles bien recentes, bien vertes & bien entieres, & qui ayent toutes les marques que nous venons de dire; & pour toute preparation leur retrancher leur queuë, avec toute la partie ligneuſe qui y pourroit eſtre attachée.

DV CHALCITIS.

CHAPITRE LI.

Rubra Chalcitis nitet in fodinis,
Æneüm Miſi comitans, Soríque;
Lineas præbens croceas, & Æris
Æmula præſtet.

LE Chalcitis a cy-devant aſſez embarraſſé les eſprits, tandis qu'on ne le pouvoit bien connoître, & qu'on avoit peine d'en recouvrer: Mais depuis quelque temps on en eſt aſſez éclaircy. Et ceux qui n'épargnent ni les ſoins, ni la dépance, en peuvent facilement recouvrer. Galien le premier, & pluſieurs Docteurs aprés luy, ſont de ſentiment que le Sori, le Chalcitis, & le Miſi, viennent dans les Mines du Cuivre, & s'y trouvent, Stratum ſuper ſtratum, à ſçavoir le

Sori, qui est le plus terrestre au dessous, le Chalcitis au milieu, & le Misi au dessus de tous les deux, & qu'ils ne different gueres l'un de l'autre qu'en pureté. Et le mesme Galien asseure d'avoir remarqué que par succession de temps, tous les trois degeneroient & se changeoient l'un en l'autre. Le vray Chalcitis est de couleur de Cuivre, ayant au dedans de certaines veines jaunes & reluisantes; il a le goût de Vitriol, & se fond au feu estant mis seul dans un creuset; il se dissout aussi aisément dans les liqueurs aqueuses. Il a receu dans sa Mine, par la chaleur centrale de la terre, une cuite plus grande que n'a eu le Vitriol ordinaire. par laquelle il a acquis la couleur rouge; Mais cette cuite a esté si lente & si moderée, que son acrimonie n'est gueres plus grande, que celle du Vitriol.

Or je ne sçaurois entrer dans le sentiment de ceux, qui veulent brûler le Chalcitis pour le preparer, & qui pretendent de le corriger par là; puis que bien loing d'y reussir, ils ne font qu'en augmenter l'acrimonie, en luy oſtant ſa partie aqueuſe qui la modere & qui luy ſert comme de frein. Ces perſonnes ont cru, de laiſſer ce qu'ils oſtent par le feu, & d'oſter ce qu'ils augmentent en effet, à ſçavoir l'acrimonie, qui n'en peut eſtre ſeparée que par la deſtruction du Chalcitis: Ils peuvent encore moins en oſter la qualité vomitive, que le Chalcitis a commune avec tous les Vitriols, & qui reſide dans ſon ſel fixe, qui ſe trouvant le dernier avec la terre au fond de la cornuë, aprés que les eſprits en ſont ſortis, par un feu violent continué durant pluſieurs jours, n'en peut eſtre enfin tiré que par une diſſolution dans l'eau, ni eſtre bien ſeparé de ſa terre que par la filtration. Ceux qui auront la moindre connoiſſance de la Chymie, comprendront facilement toutes ces veritez. Ie ne ſçaurois non plus eſtre du ſentiment de ceux qui croyent que le Chalcitis n'a eſté mis dans la Theriaque, que pour luy donner la couleur noire, veu que ſi on employe le Chalcitis ſans eſtre brûlé, la Theriaque ſe trouve de la méme couleur qu'elle ſeroit ſi on n'y en avoit point mis, à sçavoir d'un beau Minime; Et si on le brûle, il rougit au feu, de mesme que tous les Vitriols, d'où vient que ceux qui se sont amusez à cela se sont mis dans un embarras, ayans trouvé que leur Theriaque estoit plus rouge que de raison, pour avoir trop tiré la teinture du Chalcitis rougi au feu : La mesme chose arrive aussi à ceux qui employent mal à propos le vitriol rubifié à la place du Chalcitis. Mais sans trop insister sur la vertu alexitére que les Auteurs ont cru que le Chalcitis apportoit dans la Theriaque; Ie suis persuadé que sa principale, & sa plus apparente fonction, est d'ayder puissamment à l'union des vertus de tous les autres ingrediens, par le moyen de la fermentation, laquelle il avance par son acidité, plus qu'aucun de tous les autres ingrediens, quoy que l'Acacia & l'Hypocistis n'y soyent pas inutiles, mais leur vertu est beaucoup inferieure à celle du Chalcitis. Ie ne voy point de necessité de rechercher des substituts pour le Chalcitis, puis qu'il est fort aisé d'en recouvrer quoy qu'il ſoit aſſez cher, mais cette compoſition merite bien que l'Artiſte n'épargne non plus la depence que ſes ſoins. Ie ne vois point de preparation neceſſaire pour la diſpenſation du Chalcitis, mais bien lors du mélange, auquel temps bien loing de le brûler, je pretends de le diſſoudre dans le vin, pour en faire une union plus exacte avec tous les autres ingredients, & afin qu'il puiſſe d'autant mieux procurer la fermentation, qui eſt la principale choſe que nous devons deſirer, aprés que la Theriaque eſt achevée & bien logée.

DE LA GENTIANE.

CHAPITRE LII.

Gentij, Radix habet ista nomen,
Longa sit, latis folijs, in altis
Montibus nascens, levis, atque amara,
Lutea, rara.

LA Gentiane vient sur les hautes Montagnes, dans les lieux un peu humides. Gentius Roy d'Illyrie en reconnût les vertus, & voulut ensuite luy donner son nom, qui luy est demeuré. Ses feüilles ressemblent en quelque façon à celles du Plantain, où plûtost à celles de l'Ellebore blanc, & sont fort grandes : Sa tige est de la grosseur d'un pouce, & parfois encore plus grosse, elle est lissée & creuse, & monte à la hauteur de plus de deux coudées, & est distinguée par nœuds, d'où elle pousse plusieurs grandes feüilles, & vers la cime ses fleurs, & ensuite sa semence, large, legere, & bourruë. Ses Racines se divisent dans terre en plusieurs parties, de mesme que les racines d'Althæa, mais elles ſont beaucoup plus groſſes & plus longues, leur couleur eſt jaune dedans & dehors, leur ſubſtance eſt viſqueuſe tandis qu'elles ſont recentes, mais elle devient rare, à meſure qu'elles deviennent ſeches : leur goût eſt fort acre & fort amer. Nous n'avons beſoin que de la Racine, qu'il faut choiſir bien nourrie, & bien ſaine, & qui ait eſté arrachée, ſechée, & ſerrée, ſuivant la methode que nous avons preſcrite pour les autres racines.

DE L'ANIS.

CHAPITRE LIII.

Cognitum cunctis satis est Anisum,
Si recens, mundum, solidum, virensque,
Dulce mandenti sapiat, suavem
Reddat odorem.

L'Anis est si commun & si connu de tous, qu'il est fort peu necessaire de le décrire, ni en vers ni en prose: Il suffit de le choisir bien nourri, mediocrement vert, & d'un goût doux, & agreable, & un peu piquant, & de le bien nettoyer de sa poussiere, de ses queuës, & de ses autres superfluitez, & de le dispenser parfaitement bien mondé. Cependant je ne me sçaurois empêcher de reprendre ceux qui ont voulu torrifier l'Anis pour le preparer, & afin de le rendre comme ils ont crû, en estat d'entrer dans nostre Theriaque. Car sans parler de son usage quotidien dans les Medecines, dans le pain, & ailleurs, où personne ne s'avise de cela; Il faut absolument avoir ignoré les parties dont l'Anis est composé, pour avoir inventé cette preparation, ou plûtost cette destruction. Car le moindre petit Artiste sçait, qu'en distillant l'Anis, mesme avec addition d'eau, comme on a accoûtumé, son huile subtile & etherée, monte à l'abord parmy l'eau, au moindre petit feu; Or comme tout ce que l'Anis a de meilleur consiste en sa partie oleagineuse & spiritueuse, la terrefaction dissipant à l'abord cette meilleure partie, ceux qui en usent ainsi, ne se reservent que la paille en perdant le bon grain: Et l'affaire est si claire, qu'il n'y a aucune apparence que qui que ce soit ose jamais la contester.

DV FENOVL.

CHAPITRE LIV.

Acre Fœniclum comitans Anisum,
Longius forma, sed idem notatum
Viribus; Gustu, nec odore, multum
Dispar utrumque.

LE Fenoul n'est pas moins connu que l'Anis, & ne demande pas de plus longs discours. Ie diray seulement que le Fenoul doux & cultivé, & specialement celuy de Florence, doit estre preferé au sauvage dans cette dispensation, non seulement à cause de son goût agreable & aromatique, mais à cause de sa grosseur, de sa bonté & de sa verdure: y ayant d'ailleurs assez d'ingrediens desagreables au goût & à l'odeur dans nostre Theriaque, pour ne tâcher pas d'y introduire ceux qui ont en eux quelque chose de plus satisfaisant. Il faut monder & dispenser le Fenoul, de mesme que nous venons de dire de l'Anis.

DE L'HYPOCISTIS.

CHAPITRE LV.

Stipticus, coctus, niger, iste succus,
Exit ex quadam crocea, tenella,
Parte, quæ Cistum, veniente vere,
Surgit ad imum.

LE Cistus est un sous-arbisseau, ayant ses feüilles presque rondes velüës, aspres & blanches, & sa fleur purpurine : Il s'en trouve beaucoup dans les lieux arides de la Provence & du Languedoc, & il y en a de plusieurs especes, qui ne produisent pas toutes l'Hypocistis. La principale vertu de tous les Cistus, reside dans leur astriction, en quoy l'Hypocistis surmonte de beaucoup toutes les autres parties de la plante qui la produit. L'Hypocistis donc, est une espece de rejetton, naissant au pied du Cistus, presque comme un Potiron, & presque de la forme de l'Orobanche, estant d'une couleur jaunâtre, mélee d'interstices obſcurs, qui forment comme des nœuds, & à peu prés comme nous remarquons aux racines de Nymphea. Ces rejettõs ſont quelquefois de la groſſeur d'un, de deux, & meſmes de trois pouces, & de la longueur d'un doigt & quelquefois de la main, & s'élevent en forme ronde & longue, mais un peu plus groſſe vers le haut qu'à leur naiſſance, & font vers leur ſommité, comme la forme d'une fleur de Grenade. Ces rejettons ſont aſſez tendres & aſſez aiſez à piſter, & fort ſucculens & naiſſent environ le mois de May, & rendent par expreſſion, un ſuc noirâtre & fort acide, qu'on doit bien depurer, & cuire enſuite à petit feu dans un vaiſſeau de terre bien verni juſques à la conſiſtence d'un extrait un peu ſolide, qui eſt l'Hypociſtis demandée dans noſtre Theriaque. Et bien que nous n'ayons aucun ſujet de craindre que l'Hypociſtis qu'on nous apporte du Languedoc où de la Provence, ait ſouffert aucune ſofiſtication, n'y ayant en ce païs-là, aucune plante plus commode, ni à meilleur marché que celle-là, pour rendre un ſuc qui approche, ni de la couleur, ni de la qualité de l'Hypociſtis. Neantmoins, parce que d'ordinaire tous ceux qui preparent cet extrait ne ſont pas Artiſtes, & que d'ailleurs ils en preparent une trop grande quantité, & en font trop bon marché, pour pouvoir obſerver dans ſa preparation toutes les regles de l'Art; On doit hacher ou concaſſer le ſuc d'Hypociſtis qui nous eſt apporté, & le faire diſſoudre dans de belle eau ſur un feu moderé, & paſſer le tout par un papier gris pour en ſeparer les feces & les terreſtreïtez qui s'y peuvent rencontrer, & faire évaporer enſuite à feu lent cette liqueur ainſi depurée, dans un vaiſſeau de terre bien verni, juſqu'à une conſiſtence d'extrait un peu ſolide. I'ay pratiqué cette methode ſur le ſuc d'Hypociſtis que j'ay employé dans ma Theriaque, & ay verifié, qu'il y avoit beaucoup de feces, que j'ay ſeparées & rejettées avec grande raiſon.

DE LA GOMME ARABIQVE.

CHAPITRE LVI.

Lucidum Gummi, quod Arabs beatus
Possidet, quares nitidum, recensque,
Glutinans, album, grave, læve, forma
Vermiculatum.

LEs Auteurs ont eu des opinions fort diverses touchant cette Gomme, & sur tout parce que dans plusieurs descriptions de la Theriaque, on trouve *Gummi*, parmi les autres ingrediens, sans aucune détermination, la plûpart néantmoins ont estimé qu'Andromachus a entendu par ce mot la Gomme Arabique: Mais cela n'a pas empéché que plusieurs n'ayent crû, que ce qu'on nous fait passer pour Gomme Arabique ne soit autre chose qu'un ramas & qu'un mélange de plusieurs Gõmes aqueuses, cueillies sur divers arbres, cõme sur les Cerisiers, sur les Pruniers, sur les Amandiers, & sur plusieurs autres semblables, & que bien loin d'en faire venir de l'Arabie ou de l'Ægypte, on les cueilloit dans la France, ou bien dans les Royaumes voisins : Mais quoy qu'il soit vray que les Amandiers, les Pruniers, les Cerisiers, & plusieurs autres arbres en France, nous produisent de la Gomme assez approchante en forme, en couleur, en consistence, en goût, & mesmes en vertu de la veritable Arabique; Cela n'empesche pas que nous ne puissions recouvrer aisément de celle que nous appellons Arabique, soit qu'elle vienne de l'Arabie, ou de l'Ægypte, ou d'autres Païs éloignez ; Et que mesmes la Gomme qu'Andromachus demande ne croisse en Ægypte, sur le mesme arbre épineux, qui produit le fruit, duquel on tire le suc nommé Acacia-vera, dont nous parlerons bien-tost, & que nous ne devions estre soigneux de recouvrer cette veritable Gomme, qui doit estre claire & transparente comme verre, gluante à la bouche, pure & nette, d'un goût presque insipide, de substance massive & polie, de couleur blanche, tirant tant soit peu sur le vert, & pour plus de beauté étant un peu entortillée & faisant comme la forme de ver : Il sera fort aisé d'en trouver de mesme, si on en veut prendre le soin. Cette Gomme ainsi choisie sera en estat d'estre dispensée, & n'a besoin d'aucune preparation.

DV PETIT CARDAMOME.

CHAPITRE LVII.

Hoc minus forma, cape Cardamomum,
Cæteris præstans, grave, & angulosum,
Pallidis tectum siliquis, odore
Naribus acre.

ENCORE que quelques-uns ayent douté, si la Maleguette, appellée autrement Graine de Paradis, étoit une espece de Cardamome, je ne crains point de la reconnoître non seulement pour telle, mais de la constituer pour le grand Cardamome, eu égard à la grandeur de sa gousse; Elle est faite en forme de figue, & est beaucoup plus grãde, que les autres especes de Cardamome que nous avons: Son goût, son odeur, sa couleur, & la forme de ses grains, & mesmes la couleur & la substance de sa gousse, sont si approchans des autres especes de Cardamome, que je ne sçaurois en douter. Les gousses du Cardamome surnommé Medium, sont beaucoup moindres que celles de la Maleguette, & sont en triangle, assez longues, & pleines de semence anguleuse, purpurine, acre & mordante; Les gousses du petit Cardamome sont encore beaucoup plus petites, que celles du Medium, & ont aussi la forme triangulaire, ses grains sont aussi purpurins, anguleux, & d'un goût acre, & mordicant, & d'une odeur forte & penetrante. Tous les Cardamomes croissent aux Indes, en Calecut, en Malavar, en Iava, & ailleurs: Ceux qui examineront bien ces trois especes de Cardamome, n'auront pas beaucoup de peine à preferer le petit aux autres deux especes, lesquelles il surmonte de beaucoup en goût, en odeur, & en vertu, & donneront sans doute volontiers leurs suffrages à ceux qui en ont usé de la sorte: Ie recommande à ceux qui le dispenseront, de choisir les gousses les plus pesantes & les mieux remplies, de rejetter tous les grains noirs, ridez & mal nourris, & de ne prendre que les plus vifs en couleur, les plus massifs, & les plus pesans, les plus odorans, & les plus aroma-

aromatiques; & de bien nettoyer ces grains non ſeulement de leur gouſſe, mais de toutes pellicules, & de toutes autres ſuperfluïtez.

DV SESELI de Marſeille.

CHAPITRE LVIII.

Caulibus tortis, foliiſque denſis,
Semen oblongum dat, & anguloſum,
Mordet & linguam, Seſeli vocatum
Maſſilienſe.

LE Seſeli eſt aſſez connu en Languedoc & en Provence, & meſme aux Provinces voiſines; Il croît le long des chemins & aux lieux incultes, tant aux plaines, que ſur les Montagnes; Sa Racine, ſes feüilles, & ſa tige ſont fort aromatiques: Mais la ſemence l'emporte ſur toutes les parties de la plante, & c'eſt elle ſeule qui eſt demandée dans noſtre diſpenſation. Cette plante a ſa tige ronde,

& se divise assez prés de sa racine en plusieurs rameaux tortus & épars, d'où il est arrivé, que quelques-uns luy ont donné le nom de Fœniculum Tortuosum, tant à cause de ses rameaux tortus, que parce que ses feüilles & sa graine retirent fort à celles du Fenoul. Le Seseli fleurit vers la fin de l'Esté, & pousse de petites fleurs blanches au haut de ses mouchets, qui sont à peu prés conformes à ceux des autres plantes ferulacées. La Fleur estant passée, le Seseli baille sa semence, qui se trouve meure environ la Toussains. Cette semence est un peu platte, anguleuse & longuette, fort acre & fort aromatique, & assez approchante en forme de celle du Fenoul sauvage. Il faut cueillir cette graine dans sa maturité; Et comme elle est assez tardive, il faut choisir un beau temps pour cela, plûtost que pour toute autre semence; Il la faut choisir bien nourrie & de couleur verte pâle, & rejetter celle qui est devenuë blanchâtre, pour avoir sejourné trop long-temps sur la plante, de mesme que celle qui pour n'estre pas assez meure, ſe trouve trop petite, & trop mal nourrie. Il faut uſer des meſmes precautions en cueillant les ſemences d'Anis, & de Fenoul, & des autres plantes qui donnent leur ſemence en mouchets, parce que tous les mouchets ne meuriſſent pas en meſme temps, & ne ſont pas tous également bien nourris; d'où vient que pour avoir ces ſemences en leur perfection, il en faut choiſir & cueillir ſur la plante les mouchets à meſure qu'ils ſont en eſtat, & y laiſſer encore ceux qui ne le ſont point. Ayant ainſi choiſi voſtre ſemence, il la faut faire ſecher en un bel air ſur un tamis, & profiter meſme du Soleil s'il y a moyen, & eſtant ſeche vous la monderez exactement de meſme que nous avons dit des autres ſemences.

DE L'ACACIA vera.

CHAPITRE LIX.

Spina in Ægypto, siliquis opertos
Exhibet fructus, acidos, acutos,
Ex quibus tusis, rubicundus exit
Succus ad usum.

ON a esté autrefois long-temps sans apporter en France le veritable Suc d'Acacia, ce qui avoit fait croire à plusieurs qu'il n'y en avoit point au monde : Et mesme on a esté cy-devant obligé de luy substituer le Suc de Punelles sauvages, cuit en consistence d'extrait solide, comme estant fort astringent, & comme provenant d'un arbrisseau épineux, comme doit estre celuy qui porte l'Acacia. Mais aujourd'huy nous sommes hors de ces peines, puis que par les soins des Droguistes de Marseille, ou d'ailleurs, qui font un commerce ordinaire dans l'Ægypte, & dans les principales Villes du Levant, qui confinent la Mer Mediterrannée, nous recouvrons avec facilité, quoy qu'un peu cherement, le veritable Suc d'Acacia, qui nous est apporté dans de petites vessies minces, ployées en rond, pesans chacune quelquefois quatre onces, quelquefois six, & quelquefois jusques à huit. On dépeint l'arbre qui porte l'Acacia, assez grand & épineux, & étendant ses branches en largeur & peu en hauteur. On rapporte qne ses fleurs sont blanches & belles à voir, & qu'aprés elles, sortent des gousses, pleines d'un fruit succulent, de la grosseur & de la forme des Lupins, dont on tire par expression le suc, qu'on fait ensuite dessecher, pour l'envoyer en tous les endroits du monde. On écrit aussi que plus on laisse meurir ce fruit, plus son suc se trouve noir; Ce qui est fort conforme à la raison. Et je croy qu'il faut que le fruit dont on a tiré le suc d'Acacia qui nous est apporté, ait esté cueilli d'une mediocre maturité, puis qu'il n'est pas noir, mais d'un rouge assez beau, quoy qu'un peu haut en couleur, d'une substance solide & compacte, assez pesante, & neantmoins aiſée à rompre, ſi on frappe avec un marteau ſur ces boulles qui nous ſont apportées, & ce qui eſt rompu, paroît au dedans beau, net, & luiſant; Son goût eſt un peu piquant & fort ſtiptique, mais n'eſt pas deſagreable. L'Acacia qui aura toutes ces marques, doit eſtre receuë & eſtimée fort bonne, & celle-là ſera plus ou moins mauvaiſe, qui ſera plus ou moins éloignée de ces bonnes marques. Pour bien diſpenſer cette Acacia, il la faut premierement dépoüiller de ſa veſſie, & ſi elle ſe trouve bien purpurine, belle, nette, bien luiſante & ſans aucuns grumeaux au dedans aprés l'avoir rompue, on la pourra diſpenſer de la ſorte; ſinon il la faudra couper ou briſer en petits morceaux, & la diſſoudre dans de belle eau, l'ayant miſe dans un vaiſſeau de terre bien verni, ſur un petit feu, & eſtant bien diſſoute, on la paſſera chaudement par le papier gris, & on en fera évaporer l'humidité à feu lent, & on cuira la liqueur paſſée juſques à la conſiſtence d un extrait un peu ſolide, de meſme que nous avons dit de l'Hypociſtis.

DV THLASPI.

Chapitre LX.

Semen oblongum, rubidum, rotundum,
Thlaspeos, acris, calidique gustus,
Capsulis tectum, spolijs carensque,
Sumito mundum.

LE Thlaspi est assez connu en France, sur tout aux Provinces voisines de la Mer Mediterrannée: Il croît d'ordinaire le long des fossez: Toute la plante a enuiron un pied de haut; sa tige est assez déliée, d'où sortent des feüilles presque de la longueur d'un doigt, larges vers leur base, & finissans en pointe: La tige se divise dés son milieu en plusieurs petits rameaux, chacun d'environ un demy pied de long & disposez de mesme que les branches du Candelabrum Regium; Autour de ces petits rameaux sortent des petites fleurs blanches, & aprés elles naissent de petites gousses plattes, presque de la forme des Lentilles, qui contiennent la semence, qui est d'ordinaire

de deux à deux dans chaque gouſſe.
Cette ſemence eſt ronde & longuette
& tant ſoit peu pointuë, de couleur
jaune, tirant ſur le rouge, quoy qu'e-
ſtant long-temps gardée, elle devient
obſcure, & de couleur rouge-brun; ſon
goût eſt acre & piquant : Nous em-
ployons la ſemence ſeule dans la Theriaque, rejettans toutes les autres parties de la plante. Il faut cueillir cette
graine dans ſa maturité, & la faire ſecher dans ſes gouſſes, dont elle ſortira
aprés aiſément, en la frottant dans les
mains, puis en la vanant ſur une main
de papier, elle y demeurera nette, &
les petites parties des gouſſes ſaute d nt
à terre. Cette ſemence ſera ainſi iſ-
penſée ſans autre preparation.

DE L'HYPERICON.

CHAPITRE LXI.

Illius planta, cape summitates;
Dæmonis quæ mox fuga, mox Iohannis
Herba censetur, croceoque multo
Flore comatur.

L'HYPERICON, nommé autrement Millepertuis, à cause d'une multitude de petits trous, qu'on peut discerner dans ses feüilles les exposant au jour, a aussi plusieurs autres noms, & est estimé plein de proprietez, jusques à chasser les Demons, si nous voulons croire aux Auteurs qui l'ont asseuré. C'est une plante tres-connuë, croissant d'ordinaire le long des chemins, dans les bois & dans les autres lieux incultes: Elle vient de la hauteur d'un pied, & par fois d'une coudée, sa tige est ronde & rougeâtre, & s'éparpille en divers petits rameaux, couverts de petites feüilles à demy rondes, longuettes, fort vertes, qui portent à leur ſommet leurs fleurs jaunes aſſez odorantes, qui, de meſme que les feüilles, eſtans pilées & exprimées, rendent un ſuc fort rouge. Aprés ſes fleurs elle pouſſe une petite ſemence, ronde, & longuette de couleur jaune tirant ſur le rouge, enfermée dans des gouſſes rougeâtres, de la groſſeur & de la forme preſque des grains d'Orge, mais un peu plus courtes & plus ventruës. Nous n'avons beſoin que des ſommitez de la plante, qu'il faut cueillir en un beau jour, & lors qu'elles ſont le mieux fleuries : Il en faut faire de bouquets, les envelopper de papier blanc, & les faire ſecher de meſme que nous avons dit des autres ſommitez des plantes.

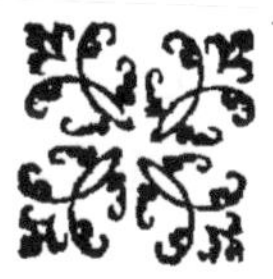

DE L'AMMI.

CHAPITRE LXII.

Ammeos semen, referens arenam,
Vnde sic dictum, tenerum, subalbum,
Creticum præstat, similem Thymoque
Reddit odorem.

L'AMMI a esté autrefois assez rare, mais aujourd'huy on en trouve de cultivé dans les Iardins de plusieurs personnes curieuses : Mais le meilleur & le plus asseuré nous est apporté du Levant, dont encore on nous fait voir deux sortes de semences, assez semblables pour la forme, mais bien differentes en leur goût & en leur odeur, quoy que toutes deux fort aromatiques. Celle qui vient de Crete est estimée la meilleure, elle a le goût entre l'Origan & le Thym; L'odeur & le goût de l'autre sont fort differents, mais ils sont fort aromatiques & approchants du Seseli de Marseille. L'Ammi a sa tige assez haute, & pousse plusieurs rameaux au haut desquels viennent des mouchets, & de petites fleurs blanches, aprés lesquelles il donne sa semence, qui est presque ronde & tant soit peu longuette, assez menuë, & approchante en forme a des grains de Sable dont elle a pris le nom; Ses feüilles sont fort petites & étroites, & retirent à celles de l'Anet. Nous n'avons besoin que de la semence, & nous devons preferer à toutes les autres celle de Crete, ayant, comme nous venons de dire, un goût entre celuy de l'Origan & du Thym, & suffit de la choisir bien recente & bien nourrie, & de la monder parfaitement pour la dispenser.

DV SAGAPENVM.

CHAPITRE LXIII.

Sit Serapinum feriens odore,
Intùs albescat, leve, lacrymosum,
Pingue, subrubrum, patriaque Medum,
Molle, recensque.

LE Sagapenum appellé autrement Serapinum, à cause qu'il approche de l'odeur du Pin, est une Gomme sortant d'une plante ferulacée, qui vient en Medie : Il est dissoluble dans l'eau, dans le vin, ou dans le vinaigre, ou dans toute autre liqueur aqueuse; son odeur est forte & assez desagreable; son goût est acre & un peu amer : Les Auteurs disent que le Sagapenum doit estre roux en dehors, & blanc au dedans, I'avouë que cela se rencontre en celuy-là qui n'est pas nouveau, parce que c'est par succession de temps, que la couleur rousse, voire la rouge, & mesme la rouge-brune, arrivent à toute sorte de Gommes, sur tout dans leur ſuperficie. Mais je puis aſſeurer une choſe tres-veritable ; Que me trouvant à la foire de Beaucaire en Languedoc en l'année mil ſix cens cinquante, eſtant dans le grand pré, deſtiné principalement pour la vente des Drogues & des Marchandiſes apportées du Levant, je rencontray dans la Cabane d'un Marchand de Laines, de Tapis de Turquie, de Souffres, d'Alums, & d'autres Marchandiſes groſſieres, une petite caiſſe contenant vingt cinq on trente livres de Sagapenum en larmes, ſi blanches & ſi belles, que je puis dire qu'elles égaloient la blancheur du Laict, auſſi bien en dehors qu'en dedans, & qu'elles eſtoient meſme hors de la connoiſſance de quelques Apoticaires de mes amis qui avoient veu la Gomme avant moy ſans la pouvoir connoître ; Et j'avoué que dans le premier abord, mes yeux étonnez de cette blancheur, ne m'en auroient donné aucune connoiſſance, non plus qu'aux autres, ſi l'odeur penetrante de la Gomme, ne me l'eût bien-tôt fait reconnoître pour Sagapenum, & n'eût obligé les autres à tomber dans mon ſentiment. I'en eus dés lors quatre livres pour deux écus, le Vendeur meſme ignorant le nom & la qualité de la Gomme, mais dés que je le luy eus enſeigné, il augmenta le prix de la moitié à ceux qui en voulurent aprés moy. Ie me ſervis de cette Gomme dans une compoſition de Theriaque que je fis peu de temps aprés ; Et m'eſtant reſté beaucoup de cette Gomme, je remarquay, que peu à peu elle perdoit ſa couleur blanche, & qu'elle rouſſiſſoit en vieilliſſant. Ie n'eſpere pas de faire vne pareille rencontre de ma vie, & je ne penſe pas que ni moy, ni aucun autre, ſoions obligez de trouver des Gommes auſſi blanches, & auſſi recentes qu'eſtoit celle-là : Et je ſuis perſuadé que choiſiſſant le Sagapenum bien pur, & en larmes approchantes de la blancheur autant qu'il ſe pourra, la compoſition en aura ce que nous devons en attendre, car nous ne manquerons pas de trouver la blancheur de la larme en la rompant, à moins qu'elle fût bien ſurannée : Et les larmes eſtans bien choiſies, pourront eſtre ainſi diſpenſées :

veu que d'ailleurs la vertu du Sagapenum, de l'Opopanax, & d'autres semblables Gommes, se conserve assez long-temps sans grande diminution de bonté.

DE LA PETITE Aristoloche.

Chapilre LXIV.

Inter insignes varias, minorem
Sume Radicem, tenuem vocatam,
Flava sit, fœtens, tenera, & saporem
Reddat amarum.

Les Auteurs nous décrivent plusieurs especes d'Aristoloche, ausquelles ils attribuent beaucoup de vertus, & presque tout aussi grandes aux unes qu'aux autres: Et bien qu'il n'y ait aucune espece qui n'ait quelque Auteur qui la prefere aux autres, il n'y en a pourtant aucune, qui d'un commun consentement soit estimée plus excellente que toutes les autres. Neantmoins, comme nous devons en ce rencontre, & en tous autres, ſatisfaire, autant que nous pouvons, aux intentions d'Andromachus, nous devons employer la tenuë, ou petite, puis qu'il la demande telle. Cependant il ſe rencontre que les Auteurs nous en marquent deux eſpeces, l'une appellée* Clematite ou Sarracenique, ayant ſa racine bien plus longue, & bien plus déliée que la longue, & une autre qu'on appelle Piſtolochia, ayant pluſieurs racines déliées jointes enſemble, en forme d'une barbe. Cette Clematite eſt aſſez conteſtée; & bien qu'elle puiſſe paſſer pour tenuë, eſtant comparée à la longue & à la ronde, il eſt neantmoins fort aiſé de recueillir des Auteurs, qu'elle eſt bien plus propre pour les onguents, que pour les compoſitions deſtinées pour la bouche; ayant eſté preferée aux autres eſpeces, pour leſdits onguents, à cauſe que ſon odeur n'eſt pas deſagreable comme celle des autres; & comme elle en eſt fort differente, tant au goût qu'en l'odeur, j'eſtime que celle à qui on a donné le nom de Piſtolochia luy doit eſtre preferée dans la compoſition de noſtre Theriaque, non seulement à cause qu'en effet sa racine est plus tenuë que toutes les autres racines d'Aristoloche, mais parce qu'elle a le mesme goût, la mesme odeur, & la mesme couleur des autres Aristoloches principales, qui sont la ronde & la longue: Mais la dose de l'Aristoloche est trop petite dans cette compositiõ, pour croire que ceux qui prendront une espece pour l'autre, puissent de beaucoup diminuer la vertu du total, y ayant assez d'autres bonnes drogues & mesmes en plus grande dose, pour reparer le manquement qui s'y pourroit trouver: Me tenant neantmoins à cette Aristoloche tenuë, à laquelle on a donné le nom de Pistolochia, comme à celle que j'ay employée, & qui n'a esté desapprouvée de personne dans ma dispensation; Ie diray qu'elle est assez familiere & assez connuë dans le Languedoc & dans la Provence, & qu'elle croît dans les bois, & dans les lieux arides & pierreux, qu'elle jette plusieurs tiges d'environ un pied de haut, que ses feüilles sont beaucoup plus petites que celles des autres especes, mais qu'elles sont de la mesme forme, de la meſme couleur, de la meſme odeur, & d'un meſme goût, auſſi-bien que ſes fleurs; que ſes racines ſont déliées, & jointes enſembles par le haut par un petit tronc; qu'elles ſont environ de la longueur de la main, & quelquefois davantage, & qu'elles ſe trouvent incõtinent à fleur de terre, dans laquelle elles deſcendent en droite ligne; qu'elles ſont de couleur blanchâtre tirant ſur le jaune, d'un goût acre & amer, & d'une odeur forte & deſagreable, & qu'elle eſt fort approchante en cela & en plusieurs autres marques des racines d'Ariſtoloche ronde & longue. Les Racines ſeules ſont demandées dans cette diſpenſation; Il les faut cueillir au commencement du Printemps, & dés que les feüilles commencent à paroître, & il faut les bien laver & les bien nettoyer, puis les ſecher hors des rayons du Soleil, de meſme que nous avons dit des autres racines.

DV DAVCVS de Crete.

Chapitre LXV.

Daucus oblongus, redolens, acutus,
Creticus præstat, folijs tenellis,
Candidus florens, teretis Cumini
Semen adæquans.

IL y a plusieurs especes de Daucus, parmy lesquelles celuy de Crete est preferé à tous les autres, ayant ses feüilles assez semblables à celles du Fenoul, excepté qu'elles sont plus déliées; ses mouchets aussi en sont assez approchants; sa tige est de la hauteur d'un pied & demy ou environ, sa semence est longue, blanchâtre, & un peu veluë, & approchante de la forme de celle du Cumin. Cette semence est chaude & piquante au goût, mais avec cela, assez agreable, non seulement en son goût, mais en son odeur.

Le Daucus croît dans les lieux pierreux, & parmy les rochers sur les Montagnes; La Semence seule nous est necessaire; Il la faut cueillir bien recente & bien nourrie, & ayant toutes les marques que nous venons de décrire. Il la faut bien monder, & la bien nettoyer de toute poussiere & de toutes superfluitez.

DV BITVME de Iudée.

Chapitre LXVI.

Lucidum jungo Sodomæ malignæ
Innatans ſalſis Lacubus Bitumen,
Impetens nares, grave olens, opacum,
Læve, rubeſcens.

LE Bitume de Iudée ſe trouve nageant ſur un grand Lac, appellé autrement Mer morte, qui eſt aux endroits où eſtoient autrefois les Villes de Sodome & de Gomorrhe, & tous les autres lieux qui en dependoient, & qui aprés avoir eſté conſumées par le feu du Ciel furent couvertes de ces eaux. Ce Lac eſt extraordinairement grand, & eſt ſi ſalé & ſi amer, qu'il n'y peut vivre aucun poiſſon, & ne s'y trouve rien de conſiderable que ce Bitume, qui eſt une matiere graſſe, onctueuſe & inflammable, venant de la terre qui eſt au deſſous du Lac, & qui eſtant une eſpece d'Huyle Petrole, & ſortant liquide, eſt enlevée au deſſus de ces eaux ſalées, ſur leſquelles elle nage, pour ne pouvoir reſter au fond à cauſe de ſa legereté, & eſtant cuite ſur ces eaux par la chaleur du Soleil, eſt reduite en conſiſtance dure, & ſolide, telle que nous la voyons. Il ſeroit ſuperflu de m'étendre preſentement, ſur les diverſes matieres bitumineuſes, & inflammables, qui ſortent de la terre ou des rochers, ou qui ſe trouvent ſur la Mer, ou ſur ſes bords, comme ſont l'Huile Petrole, le Naphtha, le Iayet, l'Ambre-gris, l'Ambre blanc, l'Ambre jaune, l'Ambre noir, le Sperma Ceti, & leurs ſemblables, qui ſont choſes hors de mon ſujet, puis qu'elles n'entrent pas dans la Theriaque: Ie me contenteray de décrire les principales marques de ce Bitume, qui conſiſtent, en ce qu'il ſoit fort net & fort pur, bien luiſant, ſur tout en le rompant, d'une odeur forte & deſagreable, d'une ſubſtance aſſez compacte, mais legere & fragile, & d'une couleur purpurine obſcure. Il n'a beſoin d'aucune preparation, pour eſtre diſpenſé.

DE L'OPOPANAX.

CHAPITRE LXVII.

Succus ingratus, croceus, Panaces
Herba quem purum dedit, est amarus,
Intùs albescens, tener, & liquandus
Pinguis in unda.

L'OPOPANAX est une Gomme, découlant par l'incision qu'on a fait à la tige, ou au haut de la racine d'une plante ferulacée, nommée Panaces Heracleum, qui vient en abondance en la Beotie, & en la Phocide d'Achaïe, & en Macedoine, ayant ses feüilles âpres, & presque semblables à celles du Figuier, & qui sont miparties en cinq; sa tige est fort haute & assez cottonnée, produisant à la cime un grand mouchet, avec des fleurs jaunes, & aprés elle une graine brûlante à la langue, mais d'une grande odeur; Ses racines sont blanches & un peu ameres, & sont couvertes d'une écorce assez épaisse. De l'incision de cette

cette Plante, découle l'Opopanax, liquide & blanc au commencement, mais qui se desseche ensuite, & devient peu à peu de couleur dorée dans sa superficie. Il faut choisir l'Opopanax bien recent, bien pur, & en larmes, comme dorées en dehors, mais fort blanches au dedans : Il doit estre lissé en le rompant, bien gras, & assez frêle, d'un goût amer, & d'une odeur forte & doit estre aisé à dissoudre dans l'eau. L'Opopanax estant bien choisi n'a besoin d'aucune preparation.

DE LA PETITE Centaurée.

CHAPITRE LXVIII.

Tale, Centaurus, quod habet, reliquit
Nomen huic Plantæ ; sapor est amarus,
Purpuræ flos est similis, comosus,
Mollis, odorus.

LA petite Centaurée croît d'ordinaire aux lieux humides, & marescageux des Montagnes & des plaines : C'est une petite plante, ayant sa tige déliée & quarrée, un peu plus haute que la main : ses feüilles sont longuettes & vont en appointant & sont d'un vert jaunâtre ; ses fleurs sont fort petites & d'un rouge tirant sur le gris de lin, & viennent en forme de mouchets ou de bouquets : Cette Centaurée fleurit en Esté. Chiron le Centaure luy a donné son nom, de mesme qu'à la grande Centaurée. Toute la plante est extraordinairement amere, d'où vient qu'elle est appellée fiel de terre. Il en faut cueillir en un beau jour les sommitez, lorsqu'elles sont bien fleuries, & en faire de petits bouquets, les envelopper de papier blanc, & les faire secher comme nous avons dit des autres sommitez.

DV GALBANVM.

CHAPITRE LVIX.

Galbanum pingue & croceum sit extrà,
Intùs albescat, grave olens, amarum,
Æmulans Thuris lacrymas, sit acre,
Sorde carensque.

LE Galbanum est une Gomme dissoluble dans le vin, dans le vinaigre & dans toutes autres liqueurs aqueuses. La Plante qui le porte n'est gueres bien décrite par les Auteurs qui en ont écrit, elle est pourtant ferulacée, & à peu prés de la nature de celle qui porte l'Opopanax. Le Galbanum sort aussi par l'incision qu'on a fait à sa plante. Il en faut choisir les larmes les plus belles, & les plus pures, dont le goût doit estre amer, & acre, & l'odeur forte & desagreable. Lors que ces larmes sont recentes leur couleur est assez blanche, & assez approchante de celles de l'Oliban, mais d'une consistence plus molle & plus grasse. Ces larmes estans bien pures, & bien recentes, n'ont besoin d'aucune preparation pour estre dispensées,

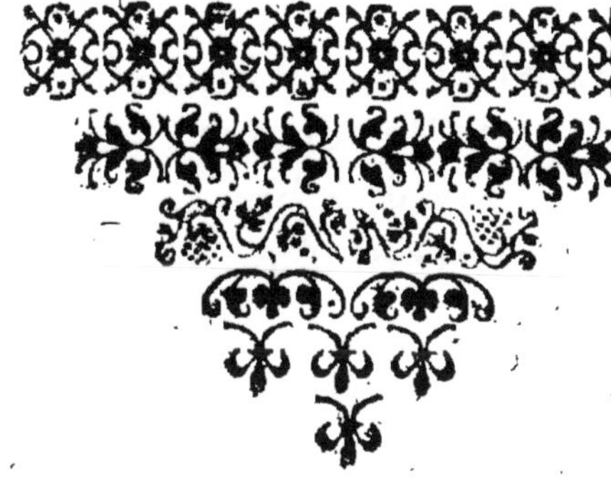

DV CASTOR.

CHAPITRE LXX.

Fœtidos Fibri, cerebro salubres,
Trado jam Testes, operis coronam.
Extraho purum, tunicas, & horum
Pingue relinquens.

ENCORE qu'Andromachus ordonne dans nôtre Theriaque le Miel & le vin au bas de sa description, pour unir & incorporer, aussi-bien que pour conserver toutes les drogues qu'il avoit choisies pour son dessein; neantmoins comme le Miel & le Vin, ne sont destinez que pour le service des autres, j'ay crû de pouvoir à bon droit donner au Castor le titre de Couronne de l'ouvrage, puis que c'est le dernier dans la description & dans la dispensation: Outre que sa puissante vertu, & ce qu'il y a de curieux en cet Animal, laissent une agreable pensée, apres la lassitude d'esprit, que, ce grand nombre de drogues qui ont precedé, pouvoit causer à ceux qui en auroient de l'aversion. On pourroit aussi dire qu'Andromachus a imité la marche des gens de guerre, en mettant la Vipere a la teste de la compagnie, comme le veritable Chef, & le Castor à la fin comme le Lieutenant. Et quoy que pourtant la Vipere soit precedée des Trochisques de Scille, ils ne peuvent passer que pour des Avant-coureurs, & qui la reconnoissent pour leur Chef, de mesme que les autres ingrediens. On pourroit bien aussi dire qu'Andromachus, prevoyant que sa composition ne manqueroit pas d'estre attaquée en divers temps, & par diverses personnes, avoit voulu mettre à la teste & à la queuë, deux animaux pourveus de bonnes dents pour sa defence.

Le Castor, est un animal amphibie, se nourrissant & se trouvant tantost dans les rivieres, & tantost sur la terre; Il est aussi nommé Bieure, & des Latins Fiber aussi-bien que Castor. Il a la teste faite presque comme celle d'un Rat de montagne, les dents fort aiguës & tranchantes, le corps court & massif, le ventre assez grand, les pates de devant presque semblables à celles du

Blereau, & les pieds de derriere de la forme de ceux des Oyes ; ſa peau eſt fort veluë, & on ſe ſert de la partie la plus cottonnée de ſon poil, pour en faire des chappeaux qu'on appelle de Caſtor : Il a ſa queuë platte, dénuée de tout poil, qui a trois ou quatre doigts de large, de l'épaiſſeur d'un bon pouce, & de la longueur d'un pied ou environ ; de couleur griſe, & preſque de celle des Soles de Mer ; elle a divers nœuds en forme de vertebres, & eſt échancrée à ſon commencement, en ſorte, qu'on peut attacher l'animal par là, ou bien le prendre avec la main, & le tenir fort ſeurement, & en ſorte qu'il ne ſçauroit ſe tourner pour venir mordre celuy qui le tient; qui peut auſſi le contraindre à marcher là où bon luy ſemblera. Cet animal eſt moitié chair & moitié Poiſſon, ſi bien qu'on mange en Careſme la moitié de ſon corps, à ſçavoir le derriere, comme eſtant de la nature des Poiſſons, & comme en ayant le goût. Ses teſticules qui ont le nom de Caſtorium, ſont tout autrement que ce qu'en ont écrit pluſieurs Auteurs ; Eſtant non ſeulement fabuleux, mais du tout impossible, que le Castor puisse arracher ses testicules avec les dents, pour les laisser pour ceux qui le poursuivent, pour une espece de rançon, comme on a voulu avancer, puisque non seulement ils sont internes, & ne pendent point en dehors, mais l'animal n'est aucunement ployable, pour y pouvoir atteindre avec les dents, luy estant tout autant impossible de le faire, qu'il le seroit à un pourceau. Ses testicules sont bien situez vers la fin du bas ventre, entre les deux cuisses, & assez prés du fondement, mais ils sont internes, & sont couverts de la peau charnuë & veluë, qui couvre tout le ventre. Ce neantmoins ils sont palpables, & mesmes aisez à distinguer, & se peuvent presque empoigner avec la main; ayant moy-mesme verifié la chose en un Castor, que j'ay eu autrefois en vie, & qui me fut vendu dans Orange par un Païsan, qui l'avoit pris par artifice le long du Rhosne, où l'on en prend assez souvent, & qu'il me vendit trois écus. Et je suis tout à fait étonné, non seulement de tous les contes qu'on a fait de l'amputation des testicules du Castor ; mais qu'il y ait eu des hommes de nostre profession, assez renommez d'ailleurs, & habitans dans une ville assez celebre, & peu distante du Rhône, où ces animaux sont assez communs ; qui ayent écrit, que les testicules de Castor que nous avons, ne sont rien qu'un excrément, & que la peau qui les enveloppe, est trop dure pour estre une peau de testicules ; ne considerans pas que cette dureté luy est venuë hors de l'animal, & par la chaleur du feu de la cheminée, sous laquelle les testicules ont esté dessechez. Ie dis que si ces Auteurs avoient eu en leur pouvoir des testicules de Castor tous recens & au sortir de l'animal, tels que j'en ay eu plusieurs fois dans le païs, ils auroient reconnu, que la tunique qui les enveloppe, & qui fait une espece de separation entr'eux, n'est aucunement veluë, & n'a aucune apparence d'avoir esté externe, estant tout à fait de couleur de chair interne ; & que les testicules ne prennent forme de testicules pendans, ni la peau forme d'enveloppe, que par la suspension & l'exsiccation ; Ils auroient veu que la substance charnuë de ces testicules, est entremélée de diverses petites pellicules, & qu'il y a une petite bourse distincte, jointe à châque testicule, contenant une certaine liqueur onctueuse de consistence de miel ; Et que cette liqueur, aussi-bien que toute la substance des testicules, a une odeur forte & perçante, mesmes en sortant de l'animal ; & qu'il se trouve de ces veritables testicules, qui estans bien dessechez, pesent depuis quatre jusques à huit, voire jusques à douze onces les deux, & qu'il n'en faut point chercher d'autres dans tout le corps de l'animal. Ie dis encore que s'ils avoient bien examiné la substance charnuë de ces testicules bien dessechez, ils n'auroient pas manqué de renoncer à leur opinion excrémenteuse, pour se ranger du costé de la verité, & n'auroient pas fini leurs jours dans l'attente de ces nouveaux testicules imaginez, qu'une vie plus longue de mille ans que la leur n'auroit sceu leur faire rencontrer.

Sur ce fondement, ceux qui ne plaindront ni les soins ni la dépance, pourront aisément recouvrer de ces veritables testicules, & les ayant receu bien dessechez, ils se contenteront d'en prendre la substance charnuë, & rejetteront non seulement la partie onctueuse & de consistence de miel, mais toutes les tuniques, & toutes les pellicules internes & externes; Et pour en venir bien à bout, ils tritureront la partie charnuë, & la passeront par un tamis un peu grossier, sur lequel les pellicules resteront, & tout le bon passera, & se trouvera tout en estat d'estre pesé & employé.

Cependant quoy que les Auteurs ayent designé diverses Provinces pour Lieu natal au Castor, je ne voy pas beaucoup de necessité de se mettre en peine d'y aller, pour la bonté de ces testicules : Mais j'estime que la commodité, jointe à la bonté, le doit emporter en cecy : Et c'est ce qui m'oblige de preferer à tous les autres, les testicules des Castors pris le long du Rhône, non seulement à cause de la bonté du pays, & de la bonne nourriture que ces animaux y peuvent trouver, mais afin d'éviter toute ſofiſtiquation, qui ne ſe rencontre que trop ſouvent aux teſticules, qui nous ſont apportez des païs eſloignez, & dont j'ay veu & reconnu moy-meſme ſouvent la ſuppoſition, faite par un meſlange artificieux de poudre de Caſtor, avec des Gommes, ſur tout d'Opopanax, & de Sagapenum, & de la partie mielleuſe & onctueuſe des veritables Caſtors, dont nous avons parlé; duquel mélange j'ay trouvé des veſſies remplies en forme de teſticules, qu'on vendoit hardiment & impunément dix eſcus la livre, tout auſſi bien que ſi c'euſſent eſté des veritables teſticules de Caſtor: Mais cette fourberie ſe reconnoît aiſément, en ce que chaque veritable teſticule, a à ſon coſté & vers le haut, une petite veſſie plus courte, & beaucoup moindre que celle du teſticule qui deſcend plus bas, & qui eſt couverte neantmoins d'une meſme enveloppe, mais quoy que contiguë au dedans elle eſt ſeparée toutesfois dans une petite capacité qui luy eſt toute particuliere, en ſorte qu'elle ne ſe meſle point parmi la ſubſtance charnuë; & cette petite veſſie lors que les teſticules ſont recents, contient en ſoy, ſuivant que l'animal ſe trouve plus ou moins grand, depuis une dragme, juſques à demy once peſant, d'une liqueur onctueuſe, claire, blanchâtre, tirant ſur le jaune, & de conſiſtence de miel liquide, Mais en vielliſſant, elle ſe coagule en forme de graiſſe, & eſt toûjours d'une odeur auſſi forte & auſſi penetrante, que la ſubſtance charnuë des teſticules, qui ſont de forme beaucoup plus groſſe & bien plus peſante & plus ſolide & deſcendent bien plus bas : Mais il y a une autre marque, qui eſt hors de toute ſurpriſe, qui eſt que la veritable partie charnuë des teſticules, eſt par tout traverſée de divers fibres, & de diverſes pellicules naturelles, ce qui ne ſe rencontre jamais aux teſticules contrefaits, qui n'ont autres fibres, ni autres pellicules, ni autre tunique, que leur enveloppe, & ſont au dedans d'une ſubſtance toute homogene & continuë, quoy que compoſée & meſlangée, pour attrapper la bourſe de ceux qui ne ſçavent pas diſcerner ce qui eſt contenu dans ces bourſes de Caſtor ſuppoſées. Ces teſticules ſont trop vertueux, & sõt achetez trop cherement, pour ne meriter pas que les Apoticaires s'eſtudient à les bien connoître ; & pour ne les obliger pas, à tâcher d'éviter la reception & l'employ de matieres ſuppoſées à leur place.

DV MIEL.

CHAPITRE LXXI.

Eſto Mel fragrans, grave, glutinoſum,
Aureum, purum, redolens, ſuave,
Os replens, linguam ſtimulans, petitum
Tempore verno.

LEs Drogues qui ne ſe trouvent qu'en un certain lieu, ne doivent pas eſtre cherchées ailleurs; Il faut faire venir le Dictame, & le Daucus de Crete, & le vray Perſil de Macedoine: Ie dirois auſſi qu'il faudroit aller à Athenes, pour y trouver le Miel qu'Andromachus a demandé pour noſtre Theriaque, s'il n'y avoit d'auſſi bon Miel ailleurs. Noſtre France, fort abondante en pluſieurs autres choſes, nous fournit auſſi une grande quantité de Miel, & parmy cette quantité, nous en pouvons bien trouver en pluſieurs lieux, de la derniere perfection. Le Miel de

Narbonne, & particulierement celuy de la Corbiere, qui est de son voysinage, a acquis & conservé depuis long-temps une fort grande reputation : Cela n'empesche pas, qu'il n'y ait des autres lieux du Languedoc & du Dauphiné, qui fournissent des Miels tres-excellens, ces Provinces ne manquans pas de plantes aromatiques, & fort propres pour la nourriture des Abeilles, & mesme estans fort bien situées pour recevoir cette rosée celeste, qu'on estime la premiere & la principale partie du Miel. Il faut confesser neantmoins deux choses, la premiere, que tous les endroits d'uue mesme Province, ne sont pas également propres, puisque nous sçavons par experience, que de deux divers panchants d'une mesme Montagne, les Miels se trouveront fort differens, soit que cela vienne de l'aspect du Soleil, ou bien de la differente pasture des Abeilles ; La seconde est que l'adresse contribuë beaucoup à la beauté & à la bonté du Miel, estant fort aisé de tirer d'une mesme Rûche, du Miel plus ou moins beau. Il faut auſſi ſçavoir qu'on trouve d'ordinaire ſur les Montagnes du Miel plus beau que dans les plaines, & que ſur les meſmes Montagnes les endroits à l'abry de la biſe, & regardans le Soleil levant ou le Midy, ſont les plus favorables pour la bonté du Miel, tant à cauſe que les Plantes aromatiques y ſont plus abondantes, & plus vertueuſes, que parce que les Abeilles y prennent leur pâture avec plus de tranquillité.

Or ſi ceux qui ſont ſur les lieux ſont curieux de profiter de la bonté de la ſituation, & s'ils deſirent d'avoir un Miel parfaitement beau; Pour y reüſſir. Aprés avoir tiré des Ruches les tablettes contenans le Miel & la Cire, ils les doivent mettre dans un drap de grandeur ſuffiſante, qui ſoit de toile claire, & ayant lié enſemble les quatre bouts, ſuſpendre le drap, & mettre par deſſous un Barril, ou un autre vaiſſeau, propre pour recevoir le Miel qui en decoulera; qui ſe trouvera parfaitement bon & beau, fort blanc, ou bien de couleur dorée, fort odorant & fort aromatique, doux &

piquant, pesant, & d'une fort belle consistence s'il est liquide, & d'une fort grande dureté & tenacité lors qu'il sera congelé ; ce qui arrive peu de jours aprés avoir coulé du drap, pourveu que le vaisseau dans lequel on la mis se soit trouvé bien sec, & pourveu qu'on l'ait tenu ensuite en un lieu frais. On trouve des Miels de cette nature aux environs de Barjac, du Pont S. Esprit, de Bagnols, & en plusieurs autres lieux du Languedoc, comme aussi à Montauban, Villeperdrix, Condorcez, Alanson & en plusieurs autres lieux du Dauphiné; qui ne cedent point en perfection à aucuns Miels du monde, si on prend le soin de les tirer de mesme que nous venons de dire : Et il est fort aisé de recouvrer de ces Miels-là, si on ne plaint ni la peine, ni la dépanee. Ce Miel ainsi coulé de soy-mesme, est sans comparaison plus beau & meilleur, que celuy qui a esté tiré à la presse, qui est obscurci & rendu desagreable, non seulement par l'impression de la Cire, mais par l'expression des Abeilles vives ou mortes, qui se trouvent parmi, & souvent mesme par l'expression de certains vers blancs qui sont de la grosseur & de la longueur des pignons, qui s'engendrent par fois dans les Rûches, & qui mesme les destruisent si on n'y remedie. D'où vient aussi qne le Miel ainsi exprimé ne se garde pas si long-temps, à cause du suc aqueux des vers ou des Abeilles qui s'y trouve meslé, & qui non seulement pervertit le goût du Miel, mais le fait enaigrir & corrompre.

La decision du temps le plus propre pour la collection du Miel, a mis en peine beaucoup de personnes; Et cette difficulté a formé des opinions assez ridicules dans l'esprit de ceux qui n'avoient pas bien remarqué la face de la campagne en toutes les saisons, & qui avoient ignoré le veritable temps, auquel on a accoûtumé de tirer le Miel des Ruches. Il est constant que dans le Dauphiné, dans le Languedoc & mesme dans toute la France, on n'a dans l'année que deux saisons ausquelles on a accoûtumé de recueillir le Miel, à sçavoir le mois de May ou de Iuin, & celuy de Septembre ou d'Octobre; l'Esté ni l'Hyver n'estans point du tout propres pour cela ; Le premier à cause des grandes chaleurs qui consument les plantes, & les privent du suc necessaire pour la formation du Miel, d'où vient qu'alors les Ruches sont assez maigres, & assez difficiles à aborder, à cause que les Abeilles sont plus promptes à piquer de leur aiguillon qu'en toute autre saison ; Le second, parce que les Abeilles ne trouvans plus de nourriture à la campagne, ne sçauroient faire du Miel, & estans mesme contraintes de se tenir dans leurs Ruches, consument pour leur entretien ce qu'elles pouvoient avoir amassé pendant le beau temps ; & mesme si l'Hyver se trouvoit rude, elles ont besoin qu'on mette de l'eau miellée auprés de leurs Ruches pour ayder à leur entretien, aprés qu'elles ont mangé tout le Miel qui pouvoit leur rester : Et par ainsi, il faut seulement decider lequel des deux Miels doit estre preferé, ou celuy du Printemps, ou celuy de l'Automne.

Touchant le Miel du Printemps, les

Auteurs ont grandement estimé la fleur du Thym pour la nourriture des Abeilles ; Et je ne sçay comment, des personnes de ma Profession, habitans mesme dans un païs où le Thym croît en grande abondance, ont avancé qu'il fleurissoit en Esté, & que par consequent ses fleurs n'avoient pas lieu de rien contribuer de leur part au Miel du Printemps : Veu que c'est une chose asseurée que le Thym fleurit au Languedoc & en Provence dés la fin de Mars, si l'Hyver n'a esté trop long & trop rude, & en tout cas dans le Mois d'Avril, & la fleur se trouve passée, & la semence se trouve meure au Mois de May, ou pour le plustard ou commencement de Iuin. Tellement que le deffaut pretendu de la fleur de Thym, pour la nourriture des Abeilles, ne doit pas empécher de prendre le Miel du Printemps, mais au contraire le Miel de cette saison, sera celuy qui aura le mieux profité de cette nourriture, comme aussi de plusieurs autres fleurs printannieres, & entre autres de celles du Primula-veris, des Violettes, du Rômarin, de la Sauge, de la Bethoine, du Lilium convallium, du Souci, des Roses & d'une infinité d'autres fleurs aromatiques, qui sont familieres en ce païs-là, & qui ornent la surface de la terre dans la saison du Printemps. Ce n'est pas que le Miel qu'on recueille en Automne soit de beaucoup inferieur à celuy du Printemps: Car outre que les Abeilles ont profité des fleurs de toute l'année, & mesme de plusieurs fruits d'Esté, elles ont aussi profité principalement en dernier lieu des Raisins, dont elles sont fort friandes: Mais s'agissant de satisfaire à l'intention d'Andromachus, qui a voulu qu'on employât le Miel du Printemps; & considerant d'ailleurs que le mois de May est le veritable temps de la rosée, & que mesme en ce temps-là, sur tout dans le Languedoc & dans la Provence, lors que le temps est bien doux & bien serain, on voit sur les feüilles des arbres, de petits grains sucrez en forme de Manne, & qui mesme en sont une espece, qui sont une nourriture tres-agreable pour les Abeilles; Considederant auſſi que c'eſt le veritable temps auquel elles ſont en leur plus grande vigueur, & auquel elles trouvent & l'air & toutes choſes fort favorables, & que c'eſt le ſeul temps auquel les Eſſains nouveaux abandonnent leurs anciennes Rûches, & les vieilles Abeilles, pour prendre l'eſſor & pour aller chercher des lieux avantageux, pour y former comme des nouvelles Colonies; Ie donne tres-volontiers mes ſuffrages au Miel recueilli ſur la fin de May ou au commencement de Iuin, qui ſe trouvent auſſi dans le Printemps, & croy que tous ceux qui prepareront la Theriaque, doivent eſtre curieux d'en avoir.

Or la queſtion que quelques-uns ont émeuë, ſi le Sucre n'eût pas eſté auſſi bon que le Miel, pour l'union & pour la conſervation des ingrediens de la Theriaque, ne merite preſque pas d'eſtre agitée; Puis que le Miel eſtant un ramas, non ſeulement d'une excellente roſée celeſte, mais meſmes de la plus pure ſubſtance d'une infinité de fleurs fort aromatiques, le doit emporter par toute ſorte de raiſons ſur le ſuc d'un ſeul Roſeau, qui n'a que la douceur pour ſa meilleure qualité. Outre que le Miel n'étant pas ſeulement ajoûté à la Theriaque, pour ſa vertu toute balſamique, & pour unir & aſſembler les vertus des autres ingrediens, mais principalement pour la conſervation du total ; Il faut que le Sucre luy cede, auſſi bien en cette derniere fonction, qu'en toutes les precedentes : N'y ayant aucun Apoticaire tant ſoit peu verſé, qui ne ſçache, que les Electuaires mols, qui ont le Sucre pour leur union, ne ſçauroient eſtre conſervez gueres plus d'un an ſans une manifeſte alteration, & que meſmes ils ſe corrompent tout à fait ſi on les garde trop long-temps : Au lieu que les Electuaires, qui ſont compoſez avec le Miel, ſont comme incorruptibles, pourveu qu'on aye donné au Miel la conſiſtence neceſſaire, qu'on ait bien obſervé la proportion des poudres, & qu'on les loge aprés, & qu'on les conſerve ſuivant toutes les regles de l'Art. D'où vient que la Theriaque & le Mithridat, eſtans bien preparez, bien logez, & bien ſerrez, ſe peuvent librement conſerver

conſerver des cinquante & des ſoixante années & meſme davantage.

Ie ne voy pas auſſi aucune raiſon pertinente, qui nous puiſſe obliger à garder le Miel deux ans avant que de l'employer dans la Theriaque; Mais tout au contraire, j'eſtime qu'on le doit prendre le plus recent qu'il eſt poſſible, de peur qu'une partie de ſon odeur ſubtile & aromatique ne s'envole, en le gardant trop long-temps, & de peur qu'il ne s'en aigriſſe, & qu'il n'acquiere quelque eſpece de corruption par l'attraction de l'humidité de l'air, qui eſt capable de le ramollir, & meſme de le diſſoudre avec le temps. Ce que nous remarquons arriver d'ordinaire à un Miel gardé d'une année à l'autre; Mais cette corruption, ni aucune alteration n'arrive pas au Miel, lors qu'il eſt meſlé dans la Theriaque; Tant parce que l'humidité ſuperfluë qui pouuoit eſtre dans le Miel, ſe trouve évaporée par le moyen de la legere coction, qu'on eſt obligé de luy donner, & que les feces & les impuretez qu'il pouvoit contenir, ſont oſtées par la deſpumation & par la colature; Mais auſſi

& principalement, parce qu'en conservant ce grand nombre d'ingrediens aromatiques, & profitant de leur bonté, il en est mieux conservé luy-mesme, pourveu que le total soit bien logé & bien serré. Et pour ce qui est de la consistence qu'on doit rechercher au Miel dans son election, si on le trouvoit immediatement aprés qu'il vient d'estre tiré, on le trouveroit liquide & transparant, & neantmoins épais & tenace, mais peu de jours aprés il change de forme & se trouve tout congelé, dur & assez difficile à sortir du vaisseau dans lequel il s'est congelé: quoy qu'il soit aisé de luy redonner sa premiere forme, si on le met sur le feu. C'est pourquoy on ne le doit point refuser pour estre dur & congelé, pourveu qu'il ait les marques que nous avons cy-devant décrites.

I'aurois peu augmenter ce Chapitre de l'Histoire des Abeilles, & décrire l'œconomie admirable de ces petits Animaux, leur obeïssance & leur fidelité à leur Roy, leur soin, leur diligence, & leur adresse toute extraordinaire, tant pour amasser sur les Plantes ce qui leur eſt propre pour en former en meſme temps le Miel & la Cire, & pour donner à l'un & à l'autre des appartemens divers, que pour dreſſer leurs petites logettes dans leurs ruches ou dans les troncs des arbres ou dans les rochers ; en quoy elles ſont beaucoup au delà de toute la capacité de l'eſprit humain, & en quoy faut que l'imitation quitte la place à l'admiration ; Mais ce ſeroit ſortir des regles que je me ſuis données dés le commencement de ce Traité, outre que plusieurs Auteurs peuvent ſatisfaire à ceux qui ſeront curieux de ces choſes. Et pour ces raiſons, je ne parleray pas non plus des vertus du Miel, perſeverant toûjours dans mon deſſein, de ne m'éloigner point de mon ſujet, & de ne rien dire, ni avancer, qui ne ſoit neceſſaire pour bien élire, pour bien preparer, pour bien diſpenſer, & pour bien mixtionner tous les iugrediens de noſtre Theriaque, ſauf à parler enſuite de ſa conſervation, & par occaſion de ſes vertus & uſages pour la cloſture de ce Traité. Ie r'envoye la preparation du Miel, au Chapitre 73. traitant de la preparation derniere de tous les ingrediens de la Theriaque, & de leur mélange & reduction en Opiate.

DV VIN.

Chapitre LXXII.

Si celebrato careas Falerno,
Limpidum quæres, validumque vinum,
Collibus naſcens, ſilices & inter,
Solis ad ortum.

ENcore que je n'approuve pas la methode de ceux qui mettent beaucoup de Vin dans la Theriaque, & qu'entre autres choſes je ne trouve point à propos de m'en ſervir pour la diſſolution d'aucune Gomme, non plus que pour la deſpumation du Miel, je ne l'exclus pas pourtant de la compoſition, & ſi je ne m'en ſers pas, là où ſon uſage ſeroit accompagné de deſtruction des parties, ou du vin, ou des drogues parmy leſquelles on avoit accoûtumé de le mesler, je sçay bien m'en servir, là où, parmi l'utilité de son meslange, ses parties peuvent estre conservées aussi bien que celles des autres drogues parmi lesquelles il peut estre meslé. Mais comme le Vin, dont nous parlons, est fort connu de tout le monde, je n'en feray pas un long Chapitre.

Andromachus se trouvant dans Rome; auprés de l'Empereur Neron, duquel il estoit premier Medecin, employa autrefois dans la Theriaque le Vin de Falerne, qui estant fort excellent sans contredit, estoit aussi fort aisé à recouvrer, comme croissant dans un lieu, qui n'estoit pas beaucoup esloigné de Rome : Nous suivrions en cela son intention, si nous en estions aussi prés qu'il en estoit, & s'il nous estoit aussi facile d'en avoir : Mais quoy que je ne sçay pas, si le Vin de Falerne, a conservé dans Rome la mesme reputation qu'il pouvoit avoir du temps de l'Empereur Neron, je sçay qu'on porte depuis long-temps à Rome des Vins de France, & entre autres des Vins du Languedoc, d'où on peut juger que si ces Vins n'y estoient reconnus pour bien bons, on ne se mettroit pas en peine de les y porter, & mesme il y a apparence qu'on doit les y reconnoître meilleurs, puis qu'on les fait venir de si loing; Or comme il ne manque pas en France, de personnes qui ayent le goût fin pour la connoissance des bons vins, & comme il n'y manque pas non plus de vins capables de satisfaire la delicatesse de leur goût, nous n'aurons pas grand peine d'établir la verité de la chose. Le Languedoc, & la Provence, nous en fournissent de plusieurs façons, ceux de Frontignan, de Laudun, de Chusclan, de S. Laurens, de la Ciotat, de Cassis, de Condrieu, de l'Hermitage, de Mascon, de Beaune, d'Haï, de Reims & de plusieurs autres endroits, ne manquent pas d'estre en grande reputation depuis long-temps: Et sans m'arrester à aucuns d'eux en particulier, à l'exclusion des autres: Ie diray que les Vins les plus subtils & les plus fumeux, ne sont pas les meilleurs pour cette Composition, à cause que leur esprit les abandonne trop aisément : Mais les Vins tirez des Raisins fort meurs, cueillis sur les collines qui regardent le Soleil levant, & parmi des cailloux, ayans leurs parties plus unies, & leur esprit plus intimément attaché, il ne se dissipe pas si aisément ; Et ce sont ces Vins, qui doivent estre recherchez, & qui doivent estre puissans, & accompagnez d'une espece de douceur, suivie d'une grande pointe fort agreable : Ces Vins remplissent la bouche de leur bon goût, & le cerveau de leur bonne odeur, & ne doivent pas estre employez, que lors qu'ils sont parfaitement bien purifiez. La marque essentielle, que ces Vins doivent estre preferez aux autres, est, qu'ils se conservent bien plus longtemps, sans s'aigrir, ni dans les tonneaux, ni dans les bouteilles, d'où nous pouvons inferer, que leur esprit est plus parfaitement uni, avec les autres parties, & moins en estat de s'en separer. I'estime aussi qu'on doit preferer les Vins blancs, aux rouges, qui ne sont devenus tels, que par la fermentation, & par les ebullitions qu'ils ont fait parmi la grappe, dont ils ont acquis de l'acrimonie, & y ont delaissé des parties qui servoient en quelque sorte de frein aux esprits. Voila tout ce qui m'a semblé necessaire de dire touchant le Vin, & touchant tous les autres ingrediens de la Theriaque.

DE LA PREPARATION derniere de tous les Ingrediens de la Theriaque, de leur Meslange, & de leur Reduction en Opiate.

CHAPITRE. LXXIII.

Non, metris tantùm quatuor, licebat
Ferre, quâ debent ratione jungi
Quæ priùs dixi; Caput hoc legenti
Cuncta patebunt.

ON ne doit pas plaindre sa peine, pour faire quelque chose de mieux qu'à l'ordinaire; Mais on a sujet de la regretter, lors qu'en ayant pris beaucoup, on reussit neantmoins plus mal à son dessein que si on en avoit moins pris; Estant une chose constante, que les moyens les plus courts & les plus aisez sont toûjours preferables aux autres, sur tout lors que le succez en est fort bon. Ie pretens tenir cette voye dans cette Preparation, & faire mieux avec moins de peine, que ceux qui en prennent beaucoup plus. Les Anciens contre toute raiſon, & ſans aucune neceſſité, ont voulu diſſoudre dans le vin, les Gommes de noſtre Theriaque, & meſme pluſieurs modernes les ont imité, ſans conſiderer, que la diſſolution & la trajection des Gommes, n'ayant eſté inventée, ni preſcrite que pour leur purification, celles qui ſont en larmes bien pures, n'en ont aucun beſoin, & ne ſçauroient eſtre diſſoutes ſur le feu dans du vin, ſans une double perte, ſçavoir celle de la partie ſpiritueuſe du vin, & celle d'une partie de l'eſprit, & d'une partie du ſel volatile des Gommes. Sur ce fondement, on doit abſolument éviter cette peine, & on doit pulveriſer toutes ces belles Larmes, parmi tous les autres ingrediens pulverables, & meſme on y doit joindre l'Oliban, quoy que ce ſoit directement contre l'opinion de pluſieurs Auteurs, leſquels, ſous une crainte ridicule qu'ils avoient, que cét Oliban pilé parmi les autres ingrediens, ne fiſt comme au gâteau, se sont avisez de le piler tout seul à part, pour en faire en effet le gâteau qu'ils avoient peur de faire, & qui ne se trouve jamais en le pilant parmi les autres ingrediens : Et je puis asseurer, qu'une experience plusieurs fois reiterée, m'a confirmé, que non seulement l'Oliban, mais que toutes les Gommes, bien choisies, & en belles larmes, pilées parmi les autres ingrediens, donnent une tres-loüable forme à la poudre, & sans la trop engraisser, la rendent en estat, de ne se dissiper, ni envoler en partie, comme elle le pourroit faire sans cela : Estant beaucoup plus mal à propos de l'arroser de temps en temps avec du vin, qui s'évapore à mesure, & ne sçauroit donner à la poudre une égale & une continuelle forme & pareille à celle que la poudre a, lors que les Gommes sont mélées parmi. On veut encore qu'on pulverise à part plusieurs ingrediens ; Mais tout cela se doit éviter de mesme que la dissolution des Gommes dans le vin ; Ie consens neantmoins qu'on pulverise à part le Saffran, pour le rendre plus subtil

& afin que sa teinture & sa vertu se puissent mieux communiquer dans toute la composition, quoy qu'on le pourroit bien aussi pulveriser parmi les autres drogues, sans grand manquement.

Mais là dessus je ne sçaurois m'empécher de reprendre ceux qui ont écrit qu'il estoit impossible de pulveriser à propos les drogues de la Theriaque, dans le mois de Novembre, & les reduire en une poudre assez subtile à cause de l'humidité de la saison, qui ne le permettoit pas, & qui ont dit que cette poudre, non plus que le mélange du total, ne se pouvoit bien faire qu'en Esté. Ie juge par leurs écrits, qu'ils n'ont jamais preparé, ni veu preparer la Theriaque, ni autre composition de pareille nature par des Artistes; Car quand d'autres raisons plus soûtenables que celles qu'ils ont avancé, nous obligeroient à choisir toute autre saison, que le mois de Novembre, pour parachever la Theriaque, & quand il faudroit absolument choisir l'Esté pour cela, (ce que pourtant je n'approuveray jamais) il seroit tres-à propos d'emprunter, ſi on pouvoit, des jours du mois de Novembre, ou meſmes de Decembre, & les plus humides meſmes, pour faire la poudre de la Theriaque, & on devroit éviter ſoigneuſement la chaleur des jours d'Eſté, qui peuvent non ſeulement diſſiper une bonne partie de ſa vertu, mais meſmes peuvent en diminuer le poids. Au lieu que dans le mois de Novembre, ou dans une ſaiſon pareille, la fraîcheur & l'humidité de l'air, diminuent beaucoup l'un & l'autre de ces maux, & aydent meſmes à pulveriſer les ingrediens, que, pour eſtre trop ſecs, on eſt meſme obligé d'arroſer de temps en temps avec du Vin, à moins qu'on méle & qu'on pulveriſe les Gommes parmi les autres ingrediens ſuivant noſtre methode. Et la choſe eſt ſi claire, & ſi veritable, qu'il n'y a aucun Artiſte qui en oſât douter.

Ie ne compren pas auſſi, comment les Anciens ont voulu, qu'on ſe ſervit de Mortiers d'Ægypte, comme étans tres-durs, & qu'en meſme temps on ſe ſervit de Pilons de bois ou de fer pour pulveriſer les drogues de la Theriaque, s'ils ont entendu, (comme on a crû) que ce fussent des Mortiers de Porphyre; Estant tout certain, que si on piloit dans ces sortes de Mortiers, avec un pilon de fer, il pourroit casser le Mortier, ou du moins en faire separer des éclats, qui ne manqueroient pas de se méler parmi la poudre; & si on ne se servoit que d'un pilon de bois, la poudre ne seroit achevée que bien tard, eu égard à la dureté de plusieurs ingrediens; Et cependant dans cette longueur de temps, la poudre souffriroit une grande diminution, tant en sa quantité, qu'en sa vertu. L'usage des grands Mortiers de Bronze avec leurs pilons de fer, est sans comparaison meilleur, tant à cause de leur reciproque dureté, que parce qu'ils ne peuvent rien communiquer de mauvais en ceci; n'y ayant rien à craindre de la part du Bronze, si ce n'est, lors que nous y faisons sejourner long-temps des matieres liquides, qui peuvent insensiblement attirer à elles quelque partie ærugineuse du Bronze; mais cela n'arrive point aux matieres seches: Et cependant la poudre est beaucoup mieux, &

beaucoup plûtost faite, dans un Mortier de Bronze, que dans un de Porphyre, & il n'y a aucun Apoticaire qui en doute, ni qui en use autrement. Cela n'empéche pas qu'on n'aye un rond de bois percé au milieu, proportionné au pilon & au mortier, pour le couvrir en pilant la poudre, sur tout lors qu'on écrase & méle les ingrediens pour les piler, & que mesmes estans écrasés & mélés, on ne puisse couvrir le mortier de quelque peau forte percée au milieu, pour empécher l'exhalaison de la poudre, tandis qu'on pilera, & qu'on n'use de toute sorte de precautions pour éviter sa dissipation. La poudre doit estre passée par un tamis de soye assez subtil, & composé de trois parties, emboitées ensemble, la plus basse servant de fond, pour recevoir la poudre passée, celle du milieu portant la toile de soye, par où la poudre doit passer, & la partie plus haute servant de couverture à tout le reste.

On dispute aussi si on doit ajoûtér de l'eau ou du vin, pour la despumation du Miel; Sur quoy j'avoue que l'eau seroit beaucoup meilleure que le vin, si l'humidité y estoit necessaire, à cause que ſi le vin, y eſtoit employé, ſa partie ſpiritueuſe s'envoleroit par l'ébullition : Mais on n'a beſoin ni d'eau, ni de vin pour cela : Car comme on n'employe pour la Theriaque aucun Miel, qui ne ſoit parfaitement beau, il ne peut eſtre gueres chargé ni d'écume, ni d'ordures : Ce n'eſt pas que je ne pretende de l'écumer, mais je me contente de le mettre ſur le feu dans une grande Baſſine, ſans aucune addition d'humidité, & luy ayant fait prendre quelque ébullition, je le tire du feu & l'ayant laiſſé un peu repoſer, je l'écume bien exactement, & je le paſſe par un tamis de crin, & je trouve mon Miel fort beau & fort pur, & d'une conſiſtence loüable, tant pour embraſſer, & pour unir les poudres & les ſucs, que pour recevoir & ſupporter le vin qui aura eſté neceſſaire pour leur diſſolution : D'où revient encore un avantage, qui eſt, que le MIEL ne ſouffre pas tant dans cette petite cuite, comme il feroit ſi on y avoit ajoûté de l'eau où du vin, qu'il faudroit enſuite faire conſumer, pour reduire le MIEL en une bonne confistance ; Et dans un long sejour, qu'il faudroit que le Miel fist sur le feu, une partie de son odeur & de sa vertu, ne manqueroit pas de se dissiper : ce qu'on fera bien d'éviter.

Pour ce qui est de la proportion du Miel, Andromachus nous l'a prescrite & limitée, en ordonnant trois fois autant pesant de Miel écumé & cuit en consistence, que de tous les autres ingrediens, dans lesquels, les Gommes & les Sucs, sont aussi bien compris, que la Terebenthine, le Baume, ou l'Huile de Muscades pour luy, l'Agaric, les Racines, les Escorces, les Semences, les Trochisques, la Terre de Lemnos, le Chalcitis, le Bitume, les Viperes, le Castor, les Herbes & les Fleurs.

Quant à la proportion du vin pour la quantité de Theriaque que nous faisons, qui est d'enivron cent livres, trois pintes peuvent suffire, tant pour la dissolution de l'Opium déja reduit en extrait, que pour la dissolution des Extraits de Reglissé & d'Hypocistis, comme aussi pour celle du Chalcitis : Et l'addition de ce vin, n'est point à charge à la composition, parce que sans luy la consistance de la Theriaque seroit un peu trop solide, à cause de l'évaporation d'une partie de l'humidité du Miel, faite dans la despumation. Et c'est une chose tres-certaine; Que si tous les ingrediens de la Theriaque avoient pû estre pulverisez, le triple pesant de Miel, liquifié seulement au feu, meslé avec les poudres, auroit fait une Opiate de consistence fort loüable sans aucune autre addition.

Mais il est temps de parler de l'ordre que j'estime qu'il faut observer pour la derniere Preparation & pour le dernier Mélange de nostre Theriaque, & tel que je l'ay observé en presence de quelques-uns de Messieurs les Medecins & de plusieurs Apoticaires bien entendus, qui m'ont fait l'honneur d'y assister & mesme d'approuver mon procedé: Il faut neantmoins qu'on sçache que j'avois fait auparavant les Trochisques d'Hedychroüim, & que j'avois observé dans ma poudre la methode que j'ay pratiquée dans la poudre totale de la Theriaque, horſmis que le Bois d'Aloës s'y trouvant à la place du Xylobalſamum, j'avois commencé ma poudre par luy & par l'Aſpalath, comme eſtans bois durs & ſolides & difficiles à piler, j'avois auſſi inciſé aſſez menu mon Spica-Nard pour faciliter ſa pulveriſation; ce que j'ay obſervé auſſi dans la derniere poudre du total.

I'ay commencé à écraſer toutes les racines dans un grand Mortier de Bronze, avec un gros pilon de fer, & enſuite toutes les écorces, aprés, le Spica-Nard inciſé comme je viens de dire, enſuite les Trochiſques de Scille & d'Hedychroüm, apres, les ſemences, les Viperes, le Caſtor, le Bitume de Iudée, les Feüilles & les Fleurs, l'Agaric & la Terre ſcellée; Et parmi tout cela, dés le commencement, & peu à peu, & de temps en temps, j'ay adjoûté toutes les Gommes; Et ayant bien écraſé tous ces ingredients les uns apres les autres, & autant qu'il s'en pouvoit écraſer à la fois dans le mortier, j'ay bien meſlé le tout enſemble dans une grande baſſine, & l'ay ſerré enſuite dans une petite caiſſe. I'ay commencé de nouveau la pulveriſation de ce meſlange groſſier dans le grand mortier, & ay fait piler & paſſer le tout par un tamis de ſoye aſſez delié, tant que la poudre a eſté achevée, ce qui eſt arrivé à la fin du troiſiéme jour, par les mains de trois hommes qui ſe ſoulageoient les uns les autres, tantôt à piler, & tantôt à paſſer par le tamis. I'ay pulveriſé à part le Saffran l'ayant auparavant deſſeché doucement eſtendu ſur un tamis, tenu quelque peu de temps au deſſus & aſſez loing d'un bien petit feu; I'ay pulveriſé auſſi à part le Chalcitis, & l'ay diſſout dans un demy-ſeſtier de vin; I'ay auſſi diſſout les dix-huit onces d'Opium purifié dans deux livres de vin, l'extrait de regliſſe, dans une livre du meſme vin, & finalement le ſuc d'Hypociſtis dans un demy-ſeſtier du meſme vin, revenant le tout à trois pintes de vin que j'ay jugé neceſſaires pour leur exacte diſſolution: I'ay fait liquifier à part dans une écuelle d'argent l'huyle de Muſcates, & la Terebenthine; Et ayant ſupputé exactement le poids, tant de toutes les poudres, que de l'huile de Noix Muſcates, & de la Terebenthine, & des extraits d'Opium, de Regliſſe, & d'Hypociſtis, j'ay pris trois fois autant peſant de Miel écume & purifié, comme nous avons dit.

I'ay verſé alors deux ou trois livres de ce Miel tout chaud dans une fort grande Baſſine, & y ay mélé en premier lieu le Saffran, le remuant avec une grande & forte Spatule de bois & eſtant bien mélé j'y ay ajoûté encore cinq ou ſix livres de Miel, puis deux ou trois livres de la poudre, aprés j'ay commencé d'y méler de mes extraits diſſouts dans le vin, & ay ainſi continué d'y ajoûter tantoſt des poudres, tantoſt du Miel, tantoſt de ces extraits diſſouts, tant que le tout y ſoit entré, & ſur la fin y ay ajoûté l'huile de Noix Muſcates & la Terebenthine liquifiez enſemble. Pendant tout cela, j'ay eu deux bons hommes qui remuoient à tour & par repriſe, avec la meſme Spatule tout ce grand mélange, qui demandoit bien toute la force de leurs deux bras ; Le tout s'eſt fait hors du feu, m'eſtant contenté de la chaleur que le

Miel avoit encore depuis sa despumation ; je leur fis continuer cette agitation encore pendant une bonne heure, & tant que ma Theriaque fut presque tout à fait refroidie : Il ne restoit plus qu'à la serrer : Et j'eus pour cet effet un Vase de terre bien verni, de capacité assez grande, non seulement pour contenir toute ma composition, mais qui en eut pû contenir jusques à cent cinquante livres pesant, en sorte qu'il resta un bon tiers de vuide audit Vase, lequel vuide estoit absolument necessaire pour donner de l'espace au gonflement de la Theriaque, qui devoit arriver pendant la fermentation, sans lequel espace, il eut fallu que le Vase se fut crevé, à moins que la composition eut trouvé son issuë par dessus.

Ie diray en passant, que, bien qu'il seroit fort à propos de loger la Theriaque dans des Vases d'or ou d'argent, leur chereté ne le permettant pas qu'aux Princes ou aux Rois, on s'en peut bien passer, en la logeant comme j'ay fait dans un seul grand vase de terre bien verni, n'y ayant rien de plus innocent, ni qui puisse mieux contenir une telle composition, ni moins communiquer de mauvais que cette sorte de vaisseaux, aprés l'or & l'argent. Vn vase d'étain fin seroit le moins mauvais de tous les metaux aprés l'or & l'argent. Ceux de cuivre, de leton, de fer & de plomb, sont tous à rejetter, de mesme que ceux de bois, les premiers à cause des mauvaises qualitez qu'ils peuvent contenir & communiquer, & les derniers, non seulement pour les mesmes raisons, mais à cause qu'ils sont trop poreux & permeables, & qu'ils sont mesmes capables d'attirer à eux quelque portion de la partie la plus liquide & la plus subtile de la Theriaque, & que d'ailleurs on ne sçauroit éviter une perte bien considerable du poids du total qui reste au bois. Or quoy que les vases d'étain bien fin ne soient pas entierement à rejetter, il est neantmoins assez mal-aisé d'en trouver de bien grands, d'où vient que je me suis servi d'un vaisseau de terre bien verni & bien renforcé. J'ay dit que j'ay mis le tout dans un mesme vaisseau; & j'ay crû le devoir faire, pour mieux rassembler & unir la vertu de tous les ingrediens, par la fermentation du total faite dans un mesme vaisseau, n'y ayant rien qui empéche qu'on ne divise le tout en plusieurs vaisseaux, lors que la fermentation aura esté suffisamment parfaite, mais on ne le doit pas faire plûtost.

Ce n'est pas le tout d'avoir bien choisi & bien preparé separément toutes les drogues de nôtre Theriaque, ni de les avoir bien dispensées; Ce n'est pas aussi assez d'en avoir fait le mélange fort exacte & fort methodique, non plus que d'avoir logé le tout dans un mesme vaisseau; Il faut en procurer la fermentation, avant laquelle on ne doit point se servir de la Theriaque. Pour y reüssir il faut mettre vostre vaisseau dans quelque chambre un peu chaude, s'il y a moyen, & agiter la Theriaque avec une Spatule de bois, deux fois la semaine durant les deux premiers mois, & une fois la semaine, pendant les quatre mois qui suivront, afin que par ce moyẽ l'union de tous les ingrediens s'en fasse mieux, & afin que de cette union, puisse resulter une vertu toute extraordinaire,

naire, & mesmes au delà de la portée de tous les ingrediens avant la fermentation. Il est aussi fort à propos d'exposer quelquefois le vaisseau au Soleil, dés que la saison le permettra, pour parachever l'action de tous les esprits fermentatifs, afin qu'il n'y ait rien plus à desirer à vostre ouvrage.

Ceux lesquels, ne sçachans pas, quelles fonctions pouvoit faire le Chalcitis dans la Theriaque, ont crû, qu'il estoit fort à propos de l'en retrancher, ne manqueroient pas de s'étonner, voyans qu'au lieu de tomber dans leur sentiment, je le garde non seulement, mais j'introduits une methode toute particuliere pour sa preparation, & directement opposée à celle de mes predecesseurs: Mais s'ils avoient sceu que le Chalcitis est le grand mobile de la fermentation, ils auroient non seulement changé d'avis, mais ils auroient sans doute approuvé ma methode; lors qu'ils auroient compris, que le Chalcitis étant rendu liquide, peut beaucoup plus aisément s'étendre dans toute la composition, & y faire toutes les fonctions qu'on doit attendre de luy; Ils approuveroient aussi que je fisse la mesme chose pour l'Hypocistis & pour l'Acacia. Ceux aussi qui auront quelque connoissance des puissans effets de l'Opium, n'en desapprouveront pas non plus la dissolution, puis que par ce moyen sa vertu se distribuë mieux dans toute la composition, que par toute autre maniere.

Ce seroit fort inutilement qu'on se seroit tourmenté, pour recouvrer de belles drogues, & pour les bien dispenser, si on manquoit à leur donner la derniere main : Et c'est à quoy je me suis étudié, aussi bien qu'à tout le reste; Et me suis efforcé en ceci, non seulement de faire tout ce que l'Art, la raison & l'experience m'ont pû dicter de meilleur, pour l'avantage de cette composition, mais j'ay voulu en donner une exacte connoissance à ceux de ma Profession; qui en seront curieux, & qui auroient peine de trouver dans tous les Livres, beaucoup de choses que j'ay crû leur devoir reveler. Cependant, si on observe soigneusement la methode que j'ay prescrite, on doit estre asseuré, que la Theriaque sera parfaitement bien fermentée, dans les six mois de temps que les Auteurs luy ont assigné pour cela : Et on pourra, aprés cela, commencer de s'en servir : Ne conseillant à qui que ce soit d'anticiper ce temps là, parce que le mélange de toutes les drogues de la Theriaque, n'est, à bien parler, qu'un veritable chaos, jusqu'à ce que, par la fermentation, il sorte de ce chaos une vertu tres-accomplie, & tres-propre pour produire tous les effets que nous devons attendre de la Theriaque. Ie renvoye aux Chapitres suivans, beaucoup de choses qui restent à dire sur les âges & sur l'usage de la Theriaque.

DES AAGES DE LA Theriaque, & du temps auquel on peut commencer de s'en ſervir.

CHAPITRE LXXIV.

Apta poſt ſex eſt Opiata menſes,
Dum recens, vires Opium tenebit,
Semi contenos validamque ad annos
Eſſe probatur.

IE ne manquerois pas de matiere, pour faire un grand Chapitre ſur ce ſujet, ſi je ne perſiſtois dans mon premier deſſein, qui eſt de ne ſortit point de mes bornes, & de ne dire rien, que ce que je croy que tout bon Apoticaire doit ſçavoir. Les Docteurs qui ont écrit de la Theriaque, n'ont peû eſtre d'accord ſur ces matieres, & quelques-uns d'entre eux, ont diviſé les âges de la Theriaque, comme ceux de l'homme, en enfance, en adoleſcence, en virilité, & en vieilleſſe : Mais leurs divers ſentimens n'ont fait qu'embaraſſer les eſprits. Cependant les Medecins d'aujourd'huy, laiſſans le plus ſouvent tous ces âges à part, ordonnent la Theriaque ſans aucune deſignation d'âges, horſmis que par fois ils ordonnent de la vieille & par fois de la nouvelle, mais ils n'en limitent jamais les années : Et pour mieux aller au but, il ſeroit fort à propos de leur aller au devant, & de leur faire ſçavoir les âges des Theriaques, que nous pouvons avoir, afin qu'ils peuſſent choiſir celle qui leur ſeroit la plus convenable pour l'indication qu'ils auroient pris de la maladie. Mais comme bien ſouvent nous recevons des ordonnances ſans connoître le Medecin qui les a faites, ou que meſme, le connoiſſans, nous n'avons pas le temps, ni la commodité, de luy en demander ſes ſentimens. Il eſt bien neceſſaire que tout Apoticaire ſçache en premier lieu, qu'il ne doit point employer la Theriaque qu'elle n'ait eſté ſuffiſamment fermentée, & que le moindre temps requis pour cela, eſt celuy de ſix mois, & encore faut-il qu'elle ait eſté expoſée au Soleil pendant pluſieurs jours, & qu'elle ait eſté agitée de temps en temps dans ſon vaſe, pour reduire en acte la puiſſance des Drogues qui contiennent la ſemence des eſprits fermentatifs, ſans leſquelles circonſtances, on ſeroit obligé d'attendre bien plus long-temps, avant que de s'en ſervir. Ce n'eſt pas que nous ne trouvions que Galien meſme s'eſt ſervi de la Theriaque deux ou trois mois apres l'avoir faite, & que les Medecins d'aujourd'huy n'en puiſſent bien encore faire tout autant, voire davantage, ſi bon leur ſemble, mais nous devons conſiderer cela, comme des licences permiſes aux grands Poëtes, & ce n'eſt pas aux Apoticaires de l'entreprendre ſans un ordre exprés. Tous les Auteurs conviennent, qu'avant la fermentation, les ingrediens de la Theriaque, rendent peſle meſle & aſſez confuſément leur vertu, & que ſur tout dans le commencement, l'Opium demontre la ſienne par deſſus tous les autres, mais que par la fermentation, qui eſt une espece de coction, la confusion de vertus, de cette grande quantité d'ingrediens, se change en une union si intime & si parfaite, qu'il en resulte une vertu particuliere toute nouvelle, & au delà mesme de la portée de tous les ingrediens, & qu'encore que l'Opium fasse connoître en tout temps sa vertu parmi tous les autres; neantmoins son action est beaucoup plus puissante, & beaucoup plus manifeste tandis que la Theriaque est recente. C'est pourquoy lors qu'il est besoin d'incrasser, ou d'arrester quelque mouvement interne, ou de donner du repos, les Medecins ont accoûtumé d'ordonner de la Theriaque nouvelle; Mais lors qu'ils veulent échauffer, ou fortifier, ou bien ouvrir, & inciser, ils ayment mieux employer celle qui est plus vieille. L'Opium ne laisse pas de conserver long-temps sa vertu, bien que peu à peu, il semble ceder la place aux autres ingrediens, en ne produisant pas ses effets si distincts, comme il faisoit tandis que la Theriaque estoit nouvelle; Et pour lors mesme les autres ingrediens ne laissent pas d'agir, encore que les effets de l'Opium ſoient les plus ſenſibles, & qu'ils ſe manifeſtent tous les premiers : Ce qui n'eſt pas fort difficile à croire, puis que dans une dragme de Theriaque peſant ſoixante douze grains, & qui eſt ſa grande & ſa plus commune doſe, ſur cinquante quatre grains peſant de miel, & ſur dix-huit grains de poudre, ou d'autres ingrediens cenſez pour poudre, qu'il y a dans cette dragme, il ne s'y trouve qu'environ les trois quarts d'un grain d'Opium, duquel les Medecins ordonnent non ſeulement un grain entier pour doſe, mais deux, trois, & quatre grains & davantage. Si bien que les dix-ſept grains un quart des autres ingrediens, ſans parler du miel, ſe trouvans de leur part fort puiſſans en vertu, ne manquent pas de reduire leur puiſſance en acte, lors que l'Opium ſemble l'avoir emporté ſur eux. Il faut donc avoüer, qu'encore que du commencement les effets de l'Opium frappent plus promptement nos ſens, que ceux des autres ingrediens ; & qu'encore que par ſucceſſion de temps, les effets des autres ingrediens ſemblent l'emporter ſur l'Opium, que neantmoins les uns & les autres ne laiſſent pas de produire leur action, ſoit plûtoſt, ſoit plus tard; Et que ſi la fermentation de la Theriaque a eſté parfaitement accomplie, avant que d'en uſer, ſa vertu narcotique ne ſçauroit eſtre ſi grande, qu'elle ne puiſſe eſtre bien balancée, par la vertu cephalique, cordiale, & alexitére, des autres ingrediens, l'une & l'autre vertu ſe faiſant toûjours connoître anterieurement ou poſterieurement. D'où vient, qu'il eſt tres-difficile de conclure pertinemment ſur l'election des âges de la Theriaque: Et ſi mon ſentiment peut avoir quelque lieu en ce rencontre, j'oſe dire que le principal effet qu'on pretend le premier, doit regler le choix de la jeuneſſe ou de l'âge avancé de la Theriaque, ſans s'attacher trop poſitivement aux années, & auſſi ſans qu'on puiſſe jamais pretendre, de ſeparer la qualité narcotique des autres qualitez, non plus que les autres qualitez de la narcotique.

Pour ce qui eſt de la durée de la

Theriaque, & de la conſervation de ſes vertus, j'eſtime qu'elles dependent beaucoup de ſa preparation, & de la ſorte, en laquelle elle ſera logée & conſervée. Et que ſi elle a eſté bien fidelement & bien artiſtement preparée, & ſi on luy a donné une bonne conſiſtence, & ſi elle a receu une fermentation bien accomplie, & ſi on l'a logée dans un vaiſſeau de terre bien-fort, bien-verni, & bien bouché, elle peut garder ſa vertu non ſeulement des vingt & des trente années, mais qu'elle peut bien aller juſques à cinquante & ſoixante ans, quoyque neantmoins elle puiſſe ſouffrir quelque diminution de force apres trente ou quarante ans. Ie n'ay garde neantmoins d'eſtre du ſentiment de ceux qui croyent qu'apres ſoixante ans la vertu de la Theriaque eſt tout à fait eſteinte eſtant fort aiſé à juger que bien qu'elle ſoit affoiblie, il luy en reſte pourtant beaucoup, ſur tout ſi elle a eſté bien logée, & bien conſervée. Ce ſeroit pourtant une choſe aſſez rare qu'un Apoticaire eût vescu plus haut de cinquante ou de soixante ans, apres avoir preparé la Theriaque, & encore aussi rare que dans tout ce temps-là, il n'eust pas eu occasion de la debiter, & d'en refaire de nouvelle.

DES VERTVS & de l'Vſage de la Theriaque.

CHAPITRE LXXV.

Proſpero ſummas Opiata ab uſu
Poſſidet laudes, nec habes in orbe,
Pharmacum morbis, ſimul ac venenis,
Tutius ullum.

LA Theriaque eſtant compoſée d'un grand nombre de Drogues chaudes, les unes plus, & les autres moins, il eſt fort aiſé de juger, qu'elle peut eſtre propre pour la gueriſon ou pour le ſoulagement des maladies qui auront beſoin de chaleur. On peut auſſi juger par là, qu'encore qu'il ſoit impoſſible que la qualité particuliere de chaque ingredient, ſe puiſſe diſtinguer, dans l'operation d'une dragme, (qui eſt la doſe ordinaire de la Theriaque, dans laquelle ne ſe trouvera pas la quinziéme partie d'un grain de chacun de certains ingrediens,) que neantmoins la vertu nouvelle qui resulte du total, & que la Theriaque a acquise par la fermentation, ne peut estre qu'eschauffante, puis que c'est un produit de plusieurs remedes chauds, parmi lesquels l'Opium tient sa bonne place, quoyque quelques-uns l'ayent voulu faire passer pour froid, à cause de ses effets incrassans & assoupissans; Mais, comme nous avons dit au Chapitre de l'Opium, sa partie resineuse, sulfureuse, & inflammable, qui est celle qui produit ses principaux effets, & que nous trouvons dans la separation de ses substances, nous fait bien voir le contraire, & nous oblige à juger avec raison, que le peu de froideur qui pourroit estre dans sa partie aqueuse ou terrestre, est trop foible, pour entrer en aucune consideration, bien loing de l'emporter sur la sulfureuse; Et que l'effet assoupissant de l'Opium, estant causé par la mesme partie sulfureuse, ne doit pas estre plus surprenant que l'assoupissement causé par l'eau de vie, ou par le vin, puisque c'est l'esprit chaud & inflammable qu'ils contiennent, qui produit cét effet apparemment contraire à sa nature, sur quoy c'est à Messieurs les Medecins à raisonner. Il ne faut pas aussi s'estonner, si l'Opium surmontant tous les autres ingrediens en parties pures, & estant capable d'agir tout seul en beaucoup moindre poids qu'aucun d'eux, & cependant entrant en assez grande quantité dans cette Composition, fait mieux paroître ses effets, qu'aucun des autres ingrediens ; & ne souffre pas dans la fermentation l'aneantissement que les autres ingrediens semblent souffrir ; Et mesme, si pendant le premier âge de la Theriaque, l'Opium fait paroître sa vertu narcotique distincte, par dessus les vertus des autres ingrediens, qui ont esté converties par la fermentation en une seule, quoyque bien puissante vertu ; Et si la mesme vertu ne laissant pas de produire ses effets avec beaucoup de force, ne peut pas empescher la distinction de ceux de l'Opium, & mesme, qu'il ne les demontre tous les premiers.

Que si par succession de temps, l'union des vertus des autres ingrediens prend insensiblement empire sur celle de l'Opium, & le prive de l'évidence des effets qu'il avoit accoûtumé de démonstrer ; l'Opium, quoy qu'apparamment surmonté, ne laisse pas de tenir sa partie, & de produire de puissans effets, parmy cette vertu émanée des autres ingrediens dont il semble estre surmonté. Sur ce fondement, il est certain que tant plus la Theriaque sera nouvelle, tant plus l'Opium sera en estat d'agir sur les maladies, qui auront besoin d'en ressentir les effets, comme sont les insomnies, les grandes douleurs, les fluxions subtiles, les mouvemens violens internes, & les autres maux semblables, ausquels pourtant la Theriaque de plusieurs années ne laisse pas de bailler du secours, & lors mesme que la vertu de l'Opium semble fort affoiblie. Pour ce qui est des poisons & des venins, nous trouvons bien que Galien mesme, a employé la Theriaque recente ; Mais cela ne conclud pas, que pour estre de plusieurs années, elle en soit moins vertueuse : Au contraire je l'en estimerois davantage, parce que sa vertu alexitére tient pour lors le dessus, & & que l'Opium de sa part, n'estant pas conté parmi les alexitéres, ne peut estre desiré que pour arrester quelque symptome particulier : Et c'estoit possible à cet égard que Galien choisit en ce temps là la Theriaque recente, ou bien qu'il s'en servit, n'en ayant point d'autre.

Outre ce que les Auteurs ont écrit des vertus de la Theriaque, une infinité d'experiences, que diverses personnes en ont fait en tout temps, donneroient assez de matiere pour grossir ce Livre; Mais pour ne m'étendre trop, je diray succinctement un bon nombre de maladies, pour lesquelles on a accoûtumé de s'en servir avec un heureux succés, & dont je puis dire d'avoir esté moy-mesme le témoin, & d'en avoir veu plusieurs fois les experiences.

Quoy que le climat du Languedoc & & de la Provence, soit sans contredit beaucoup plus chaud que celuy de Paris, neantmoins l'usage de la Theriaque y est tres familier. Les Païsans, & mesmes des personnes de toute condition, ſe ſentans attaquez d'accés de fiévres, de rhumes, de foibleſſes d'eſtomach, ou d'indigeſtions, de maux de cœur, de choliques, ou d'autres douleurs internes, meſmes les femmes pour les maux de matrice, en ſçavent par longue traditive les effets, & ſans demander conſeil, ont accoûtumé d'en prendre par deux ou trois matins conſecutifs, le poids d'une dragme à la fois, à la pointe d'un couteau, & prennent deux doigts de vin par deſſus: Ils s'en ſervent communément contre les vers des petits enfans & des grands, tant priſe par la bouche, qu'en l'appliquant ſur l'eſtomach, étenduë ſur de la peau en forme d'écuſſon; Ils en prennent pour preſervatif contre la peſte le poids de demy écu, & pour remede curatif au poids d'une dragme, voire de deux, dans du vin, ou dans des eaux ou decoctions cordiales, & l'appliquent meſmes en forme d'emplâtre ſur les bubons & ſur les charbons, & meſmes ſur les cloux ou petits antrax qui arrivent en tout temps; Et reconnoiſſent que priſe par la bouche, elle pouſſe le venin en dehors, en fortifiant le cœur & toutes les parties nobles, & qu'étant appliquée elle tire le venin à soy & s'en rend maistresse, & aide mesmes à avancer la formation du pus. Ils s'en servent aussi en application sur les pouls des bras, & sous la plante des pieds, contre les accés de fiévres; Ils s'en servent cōtre la cholique des petits enfans, & leur en donnent quelquefois dés leur naissance, la grosseur d'un demy poix, ou davantage, suivant l'âge de l'enfant, & reïterent souvent le mesme remede, & tout autant de fois que le mal revient. Ils en donnent avec succés à leurs Chevaux, à leurs Bœufs, à leurs Moutons, à leurs Chiens, à leurs Chats, & mesmes aux Poules & aux Pigeons, & generalement à tous leurs Animaux domestiques, & pour dire tout en peu de mots, en font comme une selle à tous chevaux; de sorte que souvent avec la seule Theriaque, ils se guerissent eux & leur Bestail, de diverses maladies, dont peut estre ils auroient bien eu de la peine de se garantir par d'autres remedes.

Messieurs les Medecins sçavent cōnoître les vertus de nostre Theriaque avec tout autre fondement, & ſçavent bien mieux juſques où ſe peuvent eſtendre ſes effets : Et ceux qui ont accouſtumé d'en ordonner, ont ſuffiſamment reconnu ſon utilité pour beaucoup de maladies, & entr'autrés, contre toute ſorte de poiſons priſe par la bouche, contre toute morſure & contre toute piqueure de Beſtes venimeuſes, interieurement & exterieurement, contre la morſure des Chevaux, & meſme des Chiens enragez ; contre toute ſorte de peſte & de fiévre peſtilente, & contre toutes maladies epidimiques ; pour arreſter l'effet d'un medicament purgatif ; contre la fievre quarte ; contre les vers, & contre toute pourriture ; contre la diarrhée, la diſenterie, la lienterie, le miſereré, le cholera morbus ; contre toutes choliques, contre toutes froideurs, toutes foibleſſes, & tous dévoyemens d'eſtomach & des inteſtins, contre toutes ventoſitez, cardialiſies, convulſions, epilepties, paraliſies, apoplexies, & contre toutes maladies du cerveau, cauſées de froideur, priſe interieurement, & appliquée exterieurement ſur tout, le long de l'épine du dos; contre les douleurs des jointures, contre l'impuiſſance, & contre les maladies de la veſſie & des parties ſpermatiques, contre les inquietudes & les inſomnies, contre les tumeurs froides & les contuſions, contre l'hydropiſie & la jauniſſe; contre toutes paſſions hyſteriques, & enfin contre un ſi grand nombre de maladies, qu'il ſeroit tres-difficiles de les pouvoir toutes raconter; pour la gueriſon ou pour le ſoulagement deſquelles, la Theriaque produit des effets merveilleux; en ayant veu moy-meſme une infinité d'experiences, en divers temps, en divers lieux, & ſur une tres-grande quantité de perſonnes de tout ſexe & de tout âge. Pour toute concluſion je ne ſçaurois aſſez exalter les vertus de noſtre Theriaque & je trouve que c'eſt à fort juſte titre qu'on luy a donné le nom de Reine de toutes les Compoſitions; Et je ſouſcriray tres-volontiers en tout temps à ceux, qui reconnoîtront la Theriaque, fidelement & artiſtement preparée, pour le meilleur & le plus univerſel remede, que la Medecine Galenique ait jamais inventé.

Cependant, j'estime qu'on ne doit pas trouver mauvais, qu'apres avoir donné au public, avec beaucoup d'exactitude & de sincerité, la methode que je viens d'observer, en la composition de ma Theriaque, j'aye parlé de ses vertus, & de son usage, pour la clôture de mon discours; Car bien qu'il semble que ce soit en quelque sorte, au delà des bornes que je me suis prescrites, neantmoins, comme je suis tous les iours le depositaire des ordonnances des Medecins, & comme il m'est fort aisé d'en voir le succés, i'ay crû, que ie pouvois bien rendre à la verité, les témoignages qui sont de ma connoissance; & que ne parlant que des experiences que i'ay veu, & parlant en Apoticaire & non pas en Medecin, personne n'y doit pas trouver à redire: M'estant d'ailleurs fort aisé, de iustifier par les écrits de plusieurs Docteurs fort aprouuëz, que toutes les vertus que ie viens d'attribuer à la Theriaque, ne leur ont pas esté inconnuës, puis qu'ils les ont étalées dans leurs Livres, & que mesmes ils ont assigné à la Theriaque, d'autres vertus que i'ay voulu passer sous silence, pour ne les avoir experimentées. Il me sembloit aussi que mon Livre pouvant estre leu, par des personnes, qui ne seront pas de ma Profession, leur paroîtroit defectueux, s'ils n'y trouvoient la description des vertus & de l'usage d'une composition, remplie de drogues si exquises; & qui ne manqueroit pas d'imprimer dans leur esprit un desir de sçavoir pour quelles maladies ils pourroient s'en servir avec utilité.

Ie sçay, qu'il eut esté du tout impossible de contenter tous les esprits; ie n'avois garde de me promettre cet avantage, veu que ie serois le premier qui l'auroit obtenu : Mais comme mon principal but, a esté, de faire quelque chose qui apportât du profit au public, ie dois esperer qu'il se pourra rencontrer des personnes qui m'en sçauront du gré, & qui seront bien aises d'en profiter; Tandis que i'employeray les heures que ie pourray avoir de relâche dans ma Profession, pour continuer & pour parachever l'Ouvrage, que i'ay fait esperer au commencement de ce Livre.

FIN.

EXTRAIT DV *Privilege du Roy.*

PAR Grace & Privilege du Roy donné à Paris le 25. Ianvier 1668. signé MASSANES, & scellé du grand Sceau. Il est permis à MOYSE CHARAS, Apoticaire de Monsieur Frere Vnique du Roy, de faire imprimer, vendre & debiter un Traité intitulé, *la Dispensation de la Theriaque d'Andromachus avec les Observations*, par tel Imprimeur ou Libraire qu'il avisera, pendant le temps de sept ans, à commencer du jour que l'Impression sera achevée ; Et deffences sont faites à tous Libraires ou Imprimeurs d'en vendre que de celuy qui aura esté fait par ledit CHARAS, à peine de cinq cent livres d'amende, de tous dépens, dommages & interests.

Et ledit sieur Charas a cedé & transporté son droit de Privilege, à Olivier de Varennes, Marchand Libraire à Paris, suivant l'accord passé entr'eux.

TABLE DES CHAPITRES.

O

TABLE.

ERRATA.

PAge 2. ligne 8. *lisez* drogues. page 14. ligne 10. *effacez le mot de* bien. pag. 15. ligne 15. *lis.* spatule. page 22. lig. 8. *lisez* Glycyrrhizæ. page 22. au 2. vers *ostez la virgule de la fin.* page 38. lig. 10. *lis.* le lever. page 41. ligne 18. *lisez* intention pour instruction. page 43. ligne 27. *lisez* celle. page 47. ligne 25. *lisez* à quoy bon mettre. page 82. lig. 12. *lisez* Theriaque. page 95. au 1. vers & à la 3. ligne *lisez* Glycyrrhiza. page 102. ligne 23. *lisez* cordial. page 103. au 9. vers *lisez casis.* page 121. ligne 9. *lisez* au païs des Troglodytes. page 145. ligne 28. *lisez* bien. page 159 lig. premiere *lisez* Thym. page 193. lig. 4. *lisez* plusieurs. page 284. ligne 26. *lisez* Noix Muscates. Il y a quelques Exemplaires où le mot de *sunt* a esté obmis apres celuy de *quin*, au troisiéme vers du troisiéme Epigrame latin, dans la feüille de la Preface.

www.ingramcontent.com/pod-product-compliance
Ingram Content Group UK Ltd.
Pitfield, Milton Keynes, MK11 3LW, UK
UKHW020159250726
13967UKWH00003B/1150